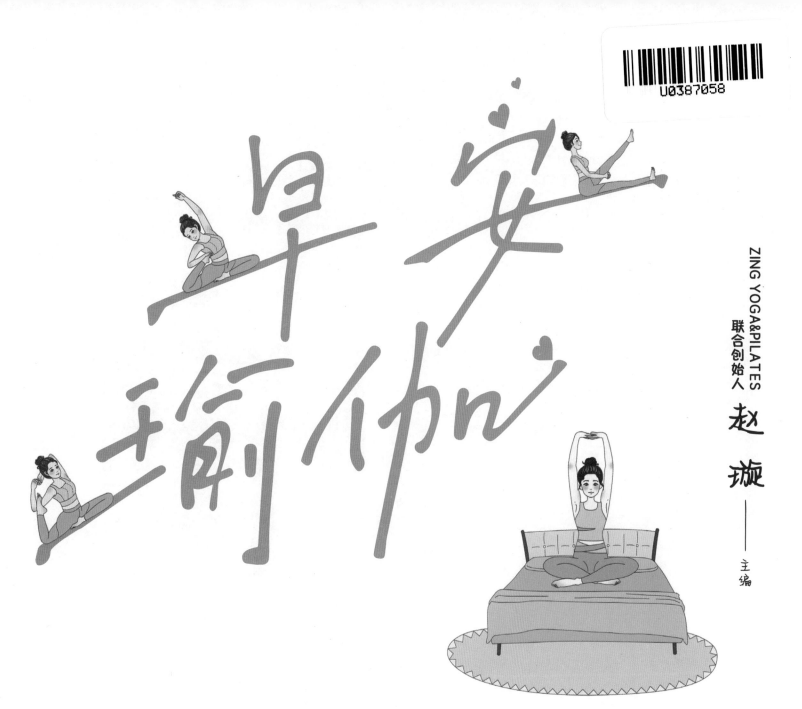

早安瑜伽

U0387058

ZING YOGA&PILATES
联合创始人 赵 璇──

主编

吉林科学技术出版社

图书在版编目（CIP）数据

早安瑜伽 / 赵璇主编 . -- 长春：吉林科学技术出版社，2024.8. -- ISBN 978-7-5744-1685-7

I. R161.1

中国国家版本馆 CIP 数据核字第 2024LE1825 号

早安瑜伽
ZAOAN YUJIA

主　　编	赵　璇
出 版 人	宛　霞
策划编辑	穆思蒙　王聪会
责任编辑	张　超
内文设计	上品励合（北京）文化传播有限公司
封面设计	陈保全
幅面尺寸	240 mm × 226 mm
开　　本	12
字　　数	60 千字
印　　张	5
印　　数	1~6 000 册
版　　次	2024 年 9 月第 1 版
印　　次	2024 年 9 月第 1 次印刷
出　　版	吉林科学技术出版社
发　　行	吉林科学技术出版社
地　　址	长春市福祉大路 5788 号出版集团 A 座
邮　　编	130118

发行部电话 / 传真　0431-81629529　81629530　81629531
　　　　　　　　　　81629532　81629533　81629534

储运部电话　0431-86059116
编辑部电话　0431-81629380

印　　刷	长春百花彩印有限公司
书　　号	ISBN 978-7-5744-1685-7
定　　价	39.90 元

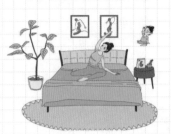

瑜伽入门课程
看小白视频课，
助你轻松开启瑜伽之旅。

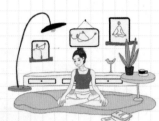

趣味瑜伽测试
测一测，
你对瑜伽的了解有多少。

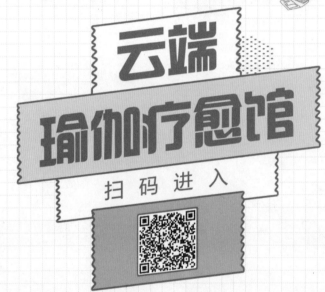

云端
瑜伽疗愈馆
扫码进入

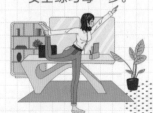

练习注意事项
掌握瑜伽要领，
安全练习每一步。

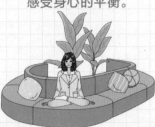

身心疗愈瑜伽
在瑜伽的引领下，
感受身心的平衡。

目 录

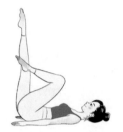

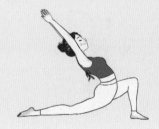

3

周末户外瑜伽，给身体做"水疗" 95 分钟

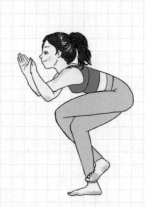
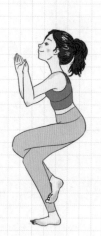
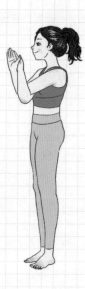

早晨起来练瑜伽，你准备好了吗

如果你喜欢睡懒觉，劝你不要睡到太晚，因为习惯早起不但可以提高人体免疫力、预防慢性疾病，更重要的是，还可以减肥，所以习惯早起才是最适合你的生活方式。那么早起干什么呢？如果你想让自己的身体状态越来越好，练习晨起瑜伽是很好的选择。

早起练瑜伽的好处

·唤醒身体·一日之计在于晨，早晨是一天中最重要的时刻，早晨起来练习一套瑜伽，可以快速唤醒沉睡的身体，带来一整天的活力。

·排毒促消化·早起练习瑜伽，通过身体的扭动挤压腹部器官，可促进新陈代谢，促进消化，帮助身体排毒。

·改善睡眠·习惯性早起的话，一旦适应这个新的睡眠周期，人体会更容易入睡和保持睡眠状态，醒来时也会感到神清气爽。练习瑜伽的过程中，某些姿势还会刺激身体自然释放一种调节睡眠的激素——褪黑激素。

·改变外表·持续性地早起练习瑜伽，还会给你的体态带来变化，手臂会变结实，腿会变强壮，核心肌肉也会绷紧。

·增强免疫力·长期练习瑜伽能起到强身健体的作用，同时也能增强人体免疫力。

早起练瑜伽，要注意什么呢

1. 练习时间不能过长，如果时间允许，建议练习时间在30分钟左右；如果时间不允许，就以舒展全身的动作为主。

2. 练习强度不要过大，以身体微微出汗为佳。

3. 练习前最好排空腹腔，刷牙洗脸，打开窗户，使空气更加流通，让自己有一个最佳的练习环境。

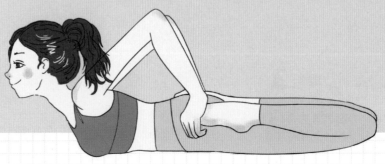

晨起时间紧凑党

清晨，当第一缕阳光照进窗子，当你睁开双眼的那一刻，无论是要赶着上班的你，还是忙着给家人做早餐的你，最好都能在床上伸展一下，10分钟就可以唤醒身体，令你神清气爽。

仰卧着练瑜伽

练习次数：3~5次
难度系数：★★

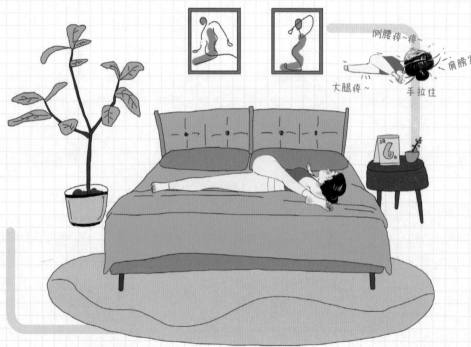

1 仰卧扭脊式

体式功效：加强腹部和腰侧肌肉的力量，伸展腰背肌肉；拉伸大腿后侧的韧带，减少大腿及腋下部位的脂肪；活动髋关节，舒缓坐骨神经痛；按摩腹部器官，改善消化系统。

注意事项：练习时双肩不要离地，双腿不要弯曲。如果患有脊柱侧凸或者其他脊柱病，练习此姿势前请先咨询医生的意见。孕妇不要练习这个体式。

1-1

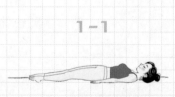

仰卧，双腿伸直并拢，脚背绷直，双臂放于身体两侧自然贴地，掌心向下。

1-2

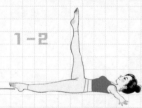

双臂侧平举，吸气，抬高右腿与地面垂直。

1-3

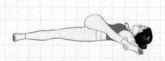

呼气，右脚逐渐向左手侧靠近，尽量使左手抓住右脚脚趾。头转向右侧，双肩不要离开地面。保持10秒。

1-4

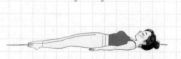

身体还原至初始姿势。然后，换另一条腿继续练习。

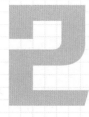

抱膝压腹式

仰卧，吸气，双手抱左膝，尽量使大腿靠近胸腹部，同时抬起头部，尽量使脸部贴近膝盖。呼气，身体还原至初始状态。另一条腿做同样练习。

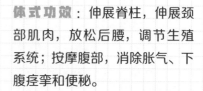

体式功效：伸展脊柱，伸展颈部肌肉，放松后腰，调节生殖系统；按摩腹部，消除胀气、下腹痉挛和便秘。

注意事项：当面部触碰膝盖时，另一条腿不要抬离地面。吸气时身体抬起，呼气时身体还原。

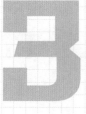

步步莲花式

仰卧，双脚来回交替，模拟蹬自行车。注意力集中在做交替运动的双腿上，保持呼吸均匀、平稳。

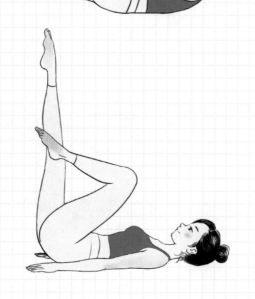

体式功效：消除大腿、腹部深层的脂肪；活动髋部和膝盖，拉伸小腿肌肉；按摩腹部，消除胀气。

注意事项：上半身放松。腹部用力内收。腿部动作的活动幅度以上半身不摇晃为准。

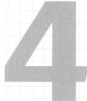

上伸腿式

仰卧，双手伸直，上举过头顶。吸气，双腿并拢向上伸直，尽量与地面垂直。呼气时还原，尾骨、后背向下贴实地面。

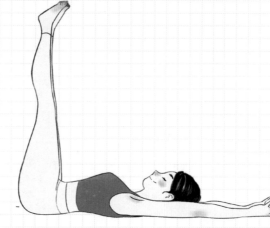

体式功效：放松髋部，加强双腿肌肉的力量；按摩腹部器官，滋养内部脏器。

注意事项：双腿上举过高时若有不适感，可适当屈膝，以降低难度。

俯卧着练瑜伽

1

眼镜蛇式

体式功效：伸展腰背肌肉，改善背部不适；拉伸腹部，改善消化系统，减轻肠胃不适。

注意事项：患有背部损伤、头痛的人，还有孕妇不要练习这个姿势。躯干的抬起和放下最好用背部力量，而不是用手部力量。

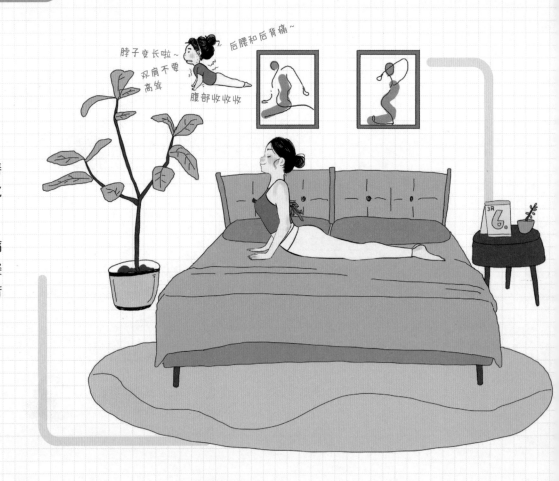

脖子变长啦~
双肩不要高耸
后腰和后背痛~
腹部收收收

1-1	1-2	1-3	1-4

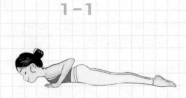 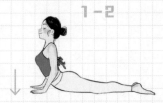 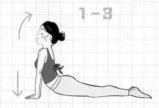 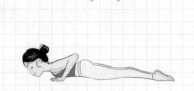

1-1 俯卧，脸朝下，下巴贴地。双腿伸直、双脚并拢、膝盖绷直，脚背与脚趾绷直，手肘弯曲，手掌紧贴地面，置于身体两侧。

1-2 吸气，双手用力按压地面，抬起头部和躯干，身体稳定后，慢慢呼气。保持两次呼吸的时间。

1-3 再次吸气，手臂伸直，头部和躯干进一步向上抬高，收紧肛门，双腿绷直，将身体重心放在两条腿和手掌上。默数20个数，保持正常呼吸。

1-4 呼气，肘部弯曲，恢复到起始动作，放松。

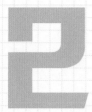

眼镜蛇第二式

体式功效：该体式为眼镜蛇式第三步的变形式，能更好地拉伸腹部肌肉，改善肠胃功能。

注意事项：脊柱、胸部和两肩完全地伸展开来。腹部收缩得厉害，呼吸会变得困难，因此，要格外注意调整呼吸！

2-1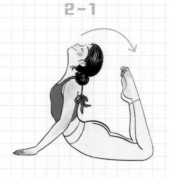

2-2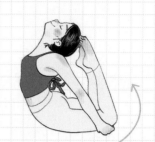

呼气，扩展双肩和胸部，头部后仰，尽量去碰触双脚脚尖，双臂可以略微弯曲，保持身体平衡，保持呼吸平稳。

大腿紧贴地面，深呼气，双手紧握双膝，双臂绷直，头尽量向后仰，绷紧大腿，头顶尽量贴于双脚脚趾。

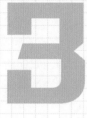

弓式

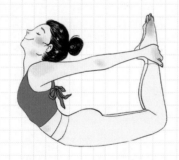

俯卧，呼气，双腿向后勾起，双手抓住两脚脚踝。吸气，将上半身抬起。停留3~5次呼吸。

体式功效：调节不规律的经期，调节月经流量，缓解痛经，保养卵巢。

注意事项：胸腔上提打开，腹部核心收紧，双腿用力向上，小腿与手臂对抗互拉，脊柱尽量向上、向前延展。

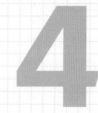

蝗虫式

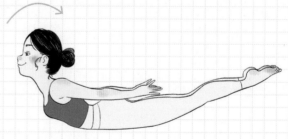

俯卧，吸气，利用腰部力量，将头部、胸部、双手及双脚同时向上提起，尽量抬高手臂和双腿，只留腹部着地，让整个身体呈半圆弧状，保持姿势20秒。

体式功效：柔韧脊柱，增强脊柱的弹性；强健臀部、手臂和腿部后侧的肌肉。

注意事项：背部受伤者不宜做这个体式。双脚尽量向上抬起并绷直。

跪着练瑜伽

练习次数：3~5 次
难度系数：★★

简易狮子式

1

体式功效：可以舒展脸部肌肉，预防和减缓皱纹的出现；强健肺部，强化脊柱功能。

注意事项：别害羞，放开自我大胆地做动作。在做狮子式时，手臂尽量延伸，尽量伸出舌头，体会颈部和脸部肌肉的延展。练习吼声可强弱交替，感觉有较大压力和紧张时，可提高吼声。

虎式

2

体式功效：这个体式让脊柱更加灵活，还可缓解腰背部的酸痛不适，减少髋部和大腿的脂肪；强壮生殖器官，特别适合产后恢复阶段的练习。

注意事项：抬腿时，髋部上提的同时收紧臀部。要想背部抬得更高可提起脚后跟助力。收腿拱背时，下巴尖尽量朝胸部靠近，可以增加上背部的弯度。吸气时伸直的腿部不要乱摆。

猫式

3

体式功效：这个体式充分伸展了背部和肩膀，增加了脊柱的灵活性，有利于消除腰背部的酸痛和全身的疲劳，也可改善背部僵硬。

注意事项：塌腰翘臀，形成了一条弧线，颈椎和脊柱要连在一条线上，不要过分抬头。低头拱背时，背部有明显的伸展感觉。动作不可太快，也不要过度用力地前后摆动颈部或把腰部拱起。

1-1

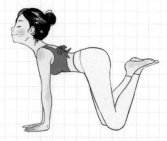

双膝跪在床上,手臂、大腿与床垂直,上半身与床平行。

1-2

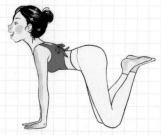

抬起两条小腿,右腿搭在左腿上,髋摆正,用膝盖支撑身体,头部抬起。

1-3

收下巴,睁大眼睛,舌头尽量伸出来,像只狮子一样,用口呼吸,呼气时可以发出"嗷"的声音。

2-1

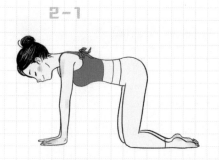

双膝跪在床上,手臂、大腿与床垂直,上半身与床平行。

2-2

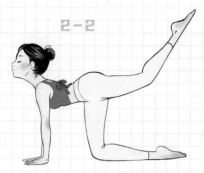

吸气,脊柱下沉,抬腿,大腿用力向上、向后推,髋部保持水平,不要外转。

2-3

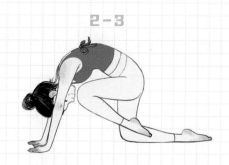

呼气,低头,背部向上拱起,尾骨内卷,腹部收紧,膝盖尽量向下巴靠近。

3-1

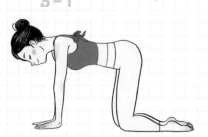

双膝跪在床上,手臂、大腿与床垂直,上半身与床平行。

3-2

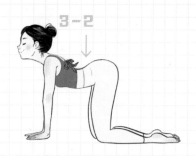

吸气,抬头,沉腰,翘臀,手臂、大腿始终垂直于床,整个脊柱向两端延伸。

3-3

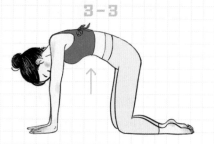

呼气,低头,尾骨向内卷,背部拱起,肩胛骨撑开。

坐着练瑜伽

练习次数：3~5次

难度系数：★ ★

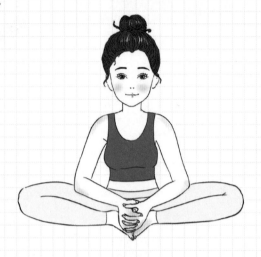

1 束角式

端坐，弯曲膝盖，脚掌相对，双手抓脚，挺直脊柱，脚后跟尽量靠近会阴处。吸气，身体前屈，缓缓向下，保持呼吸，延展脊柱向上，吸气，身体前屈。

体式功效：调节不规律的经期，调节月经量，缓解痛经，保养卵巢。

注意事项：患有子宫脱垂，产后没有做修复的不要练习。

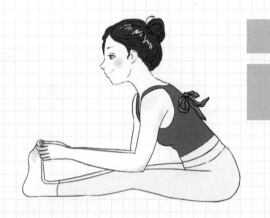

2 双腿背部伸展式

端坐，伸直双腿，双脚并拢，双手抓脚趾。吸气，延展脊柱；呼气，曲手肘，上半身向前伸展，胸腹向双腿靠近。

体式功效：活跃整个脊柱，促进消化功能；按摩内脏器官，促进下半身的血液循环。

注意事项：双腿要紧贴地面。

3 盘坐伸展式

盘腿莲花坐，上身向左侧弯，左手小臂放在左膝盖外侧的地面上。吸气，抬高右手臂。呼气，右臂带动身体继续向左侧下压，眼睛看向正前方。

体式功效：伸展侧腰，加强颈部、胸部两侧、侧腰肌肉的力量，唤醒身体。

注意事项：腰背部尽量挺直，双膝贴地。做不到时不必勉强，尽力就好。

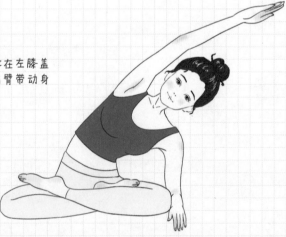

4

半脊柱扭转式

屈双膝呈自然盘坐的姿势，右腿跨过左腿置于左大腿外侧，上半身挺直向右扭转，头部及双臂随着身体一同转动，眼睛看向右侧，左手顺势置于右大腿外侧，右手置于身体右后方。

体式功效：改善身体疲劳，减轻脊柱不适；按摩腹部器官，促进消化。

注意事项：后背要挺直，每次呼气时可适当增加身体扭转的幅度。

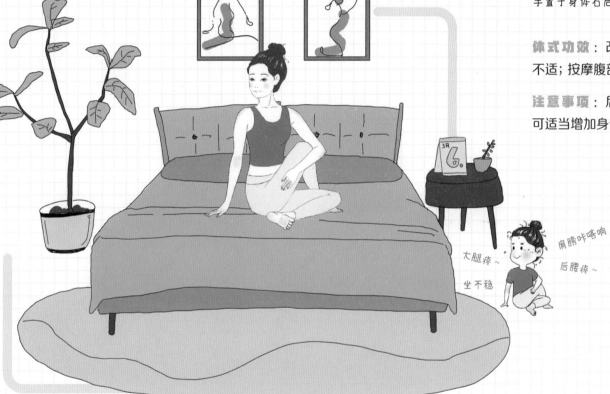

大腿疼~
坐不稳
肩膀咔嗒响
后腰疼~

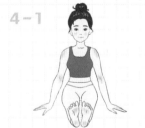

4-1

端坐，腰背挺直，双手手掌自然地放在身体两侧，掌心贴地，目视前方。

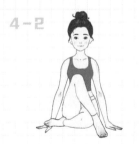

4-2

双臂保持不动，右脚跨过左膝平放在床面上。

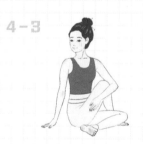

4-3

左手放在右大腿外侧；吸气，挺直腰背。呼气，身体向右后侧扭转，右肩向后打开，头转向右后侧。保持3组呼吸。

13

上班前的空腹瑜伽

你的肚子需要被唤醒

练习次数： 3~5 次
难度系数： ★

1 战士三式

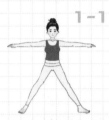

1-1

取站立位，双脚大步分开，左脚向左转 90 度，双臂侧平举，掌心朝下，眼睛目视前方。

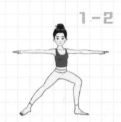

1-2

吸气，左膝弯曲，左大腿与地面尽量平行，右腿绷直。

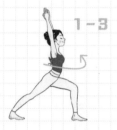

1-3

身体向左转 90 度，双手向上伸展，在头顶合十，身体尽量向上延展。

2 磨豆式

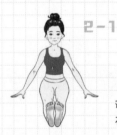

2-1

挺直腰背，端坐，双腿并拢伸直，双臂放在身体两侧。

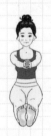

2-2

吸气，两臂向前平举，双手十指交叉握拳，眼睛注视着拳头方向。呼气，双臂向前伸直。

3 船式

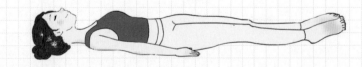

3-1

仰卧，身体放松，双腿伸直，脚后跟并拢，两臂平放在身体两侧，掌心朝下。

14

由于工作原因，上班族锻炼的机会很少，每天来也匆匆去也匆匆，身体很容易处于亚健康状态。早晨起床后，不要急于填饱肚子，趁出门上班前，用 20 分钟时间做几个瑜伽动作，准备迎接一整天的忙碌。你会发现，这短时间的练习可以让你用更加饱满的精神去应对一天的工作。

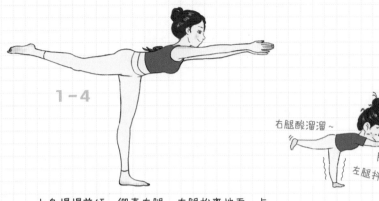

1-4

右腿酸溜溜~

胳膊往下掉~

左腿抖抖抖~

上身慢慢前倾，绷直左腿，右腿抬离地面，与地面平行。双手伸展指向前方，目视前方。

体式功效：强化大腿、脚踝的肌肉力量；锻炼手臂和背部肌群，锻炼核心。

注意事项：一条腿抬起时，另一条支撑的腿需要脚趾抓地，集中注意力，才能保持平衡。

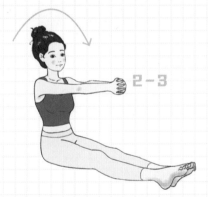

2-3

脖子酸

胳膊伸不直

后腰酸得很

坐不稳，快倒了~

以髋为中心，双臂带动上半身沿顺时针方向画圈，好像磨豆子一样。3~5 圈后，再以逆时针方向画圈。

体式功效：深层按摩腹腔器官，促进肠胃功能，保养子宫。

注意事项：身体画圈时，腰腹部一定要收紧，否则容易坐不稳。

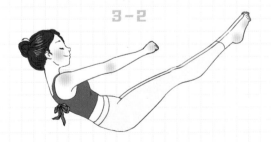

3-2

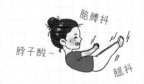

胳膊抖

脖子酸~

腿抖

吸气，将上半身与双腿同时抬离地面，用臀部支撑全身。两臂向前伸直，双手握拳，拳心朝下，感受腹部紧绷，保持 10 秒。

体式功效：锻炼腰腹部肌肉，燃烧脂肪，增加腰腹部力量；促进肠道蠕动，改善消化功能。

注意事项：调整呼吸，不可以屏息。

排毒又养颜

练习次数：2~3次
难度系数：★★★

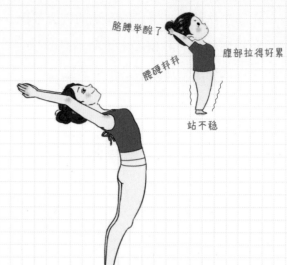

⊞ 微信扫码
☑ 瑜伽入门课程　☑ 趣味瑜伽测试
☑ 练习注意事项　☑ 身心疗愈瑜伽

1 取站立位，双脚并拢，双手合十置于胸前，背部挺直，调整呼吸。

2 吸气，向上伸展双臂，上身至腰部向后弯曲，向前推胯。

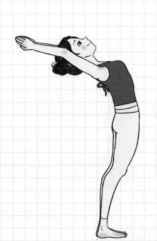

12 呼气，上半身恢复原位，双手回到胸前，回到步骤1的动作，调整呼吸。

11 吸气，抬起上半身，双臂上举，双手合十，上半身至腰部向后弯曲。

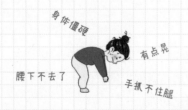

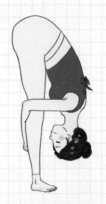

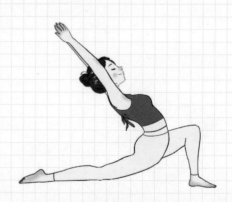

10 右腿上提，身体慢慢站起。两脚并拢，呼气，上身向前、向下弯曲，两手抱住小腿。

9 吸气，左腿前屈，右腿下落，上半身向后伸展，双臂上举，双手合十，向上伸直，抬头，头部置于双臂间。

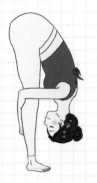

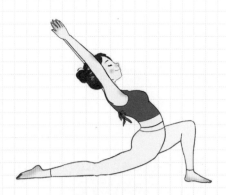

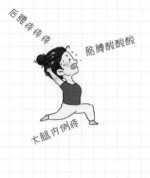

3 呼气，上半身慢慢恢复原位，然后向前下倾，尽量靠近双腿。双手抱住小腿，让前额去贴近小腿。

4 吸气抬头，右腿向后伸展，左腿自然屈膝，双手伸直，体会胸腹部及腿部的拉伸感。

拜日式

体式功效：促进身体毒素排出，消除面部色斑和痘痘；舒展全身，消脂减肥。

注意事项：初学者为了避免拉伤，第三步和第十步中，双手不用抱住小腿，头也不要贴近双腿，尽量做动作即可。

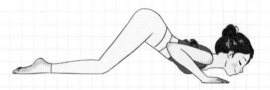

5 呼气，上身前屈，双手触地，用两臂的力量支撑身体，左腿向后伸直，与右腿并拢，保持身体呈一条直线。

6 吸气，两膝盖落地。呼气，弯曲双臂，双手贴于地面，双肘与肩平齐，胸部和下巴着地，髋部和腹部抬离地面。

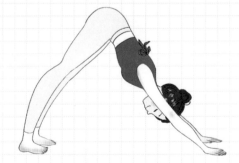

8 呼气，双脚脚心先着地，稍分开，提臀，用力抬起下半身，上半身向前俯卧，头低下，位于两手臂之间。

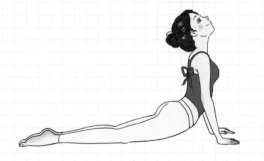

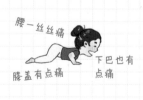

7 吸气，慢慢伸直双臂，双手支撑地面，臀部下压，下半身贴紧地面，双腿顺势后延，从腰部抬起身体，抬头向上。

1 金字塔式

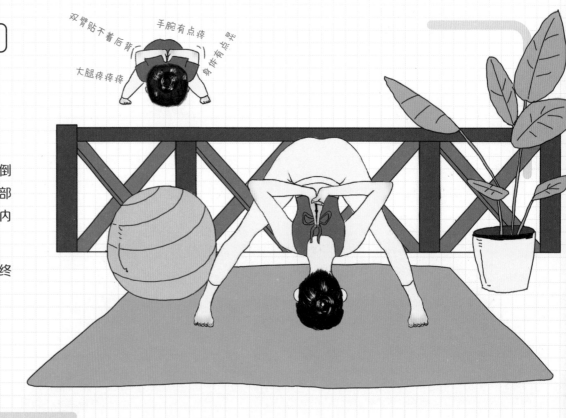

体式功效：头部朝下，能够使血液倒流回头部，有清醒大脑的功效；腿部肌肉和韧带能够得到充分拉伸，腹内器官也能得到按摩。

注意事项：身体向下时，背部要始终保持挺直，不能弯曲。

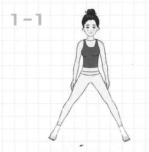

1-1

自然站立，双脚分开大约两肩宽，双手自然垂落于身体两侧。

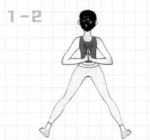

1-2

双臂向后伸展，弯曲手肘，双手在背后合十。

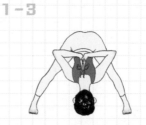

1-3

深深吸气，呼气时慢慢向前放低上半身，直到头部触碰地面。全身重心放在双腿上。保持10秒左右。

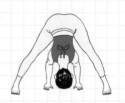

1-4

也可以降低难度，直接用双手撑地辅助。

2

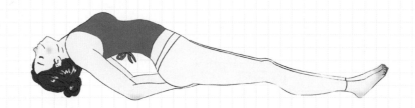

| 鱼式 |

仰卧，双手放在臀部下方。肘部按住地面，吸气，胸部向上抬起，下颌后仰，头顶着地，做3组深呼吸。

体式功效：促进头部血液循环，为大脑输送养分，清醒大脑；消除颈部皱纹，紧致颈部皮肤，对预防颈椎病有益。

注意事项：做颈部后仰的动作时要特别注意，不可勉强，避免颈椎受伤。

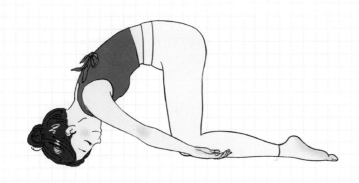

3

| 叩首式 |

跪坐，吸气，脊柱向上伸展。呼气，躯干慢慢从髋部向前弯，前额触地，抬高臀部，大腿与地面垂直，伸直手臂。自然呼吸，保持30秒。

体式功效：恢复头脑的精力，使双眼、头皮、颜面组织和肌肉充满活力，改善肤色。

注意事项：患有高血压及有眩晕问题的人，不建议练习此式。

4

| 头部放松式 |

腰背挺直，跪坐在脚后跟上，双手向上伸展，在头顶上方合十，手臂慢慢向下回收，手腕对着头顶。

体式功效：伸展后颈，促进头部血液循环，醒脑明目功效显著。

注意事项：手部不要对头部施加压力，下颌微收，后颈部不要放松。

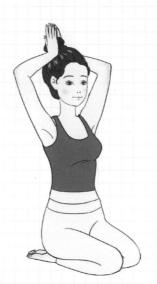

19

僵硬的身体需要动一动

练习次数：3~5次

难度系数：★ ★

1 门闩式

体式功效：增加脊柱弹性，按摩腹部及盆腔器官，伸展侧腰和腿部。

注意事项：伸展腿部时，保持膝关节伸直，尽量不要弯曲。双掌合十。

1-1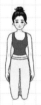

取跪立位，双手自然下垂于身体两侧，双脚并拢，脚背贴地。

1-2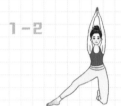

吸气，右脚向右侧迈一大步，脚尖指向正右方，右脚内侧与左腿膝盖在一条直线上，上身直立，双臂上举，双掌在头顶合十。

1-3

呼气，上半身和双臂向右侧弯，左大臂贴紧左耳，尽量向右下压，头部在双臂之间。

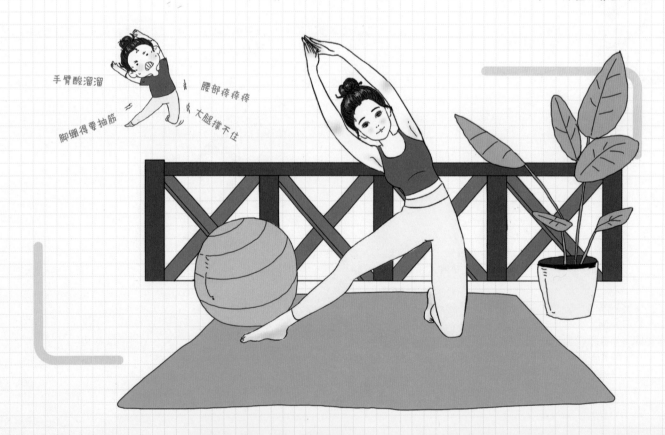

手臂酸溜溜

腰部疼疼疼

脚绷得要抽筋

大腿撑不住

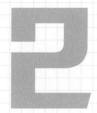

坐山式

体式功效：让胸部得到充分扩展，防止胸部下垂，美化胸部线条；使腹部得到伸展，腹内器官得到按摩；增加双肩的灵活性，缓解肩部疼痛。

注意事项：保持背部挺直，双膝触地。

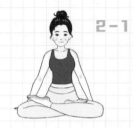

2-1

莲花坐姿，目视前方，双手放在臀部外侧。

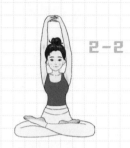

2-2

吸气，十指相扣，双臂高举过头顶，尽量向上伸展，掌心朝上。

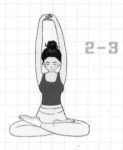

2-3

呼气，下巴尽量触碰锁骨，背部挺直，保持片刻。

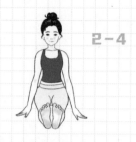

2-4

双手沿着身体两侧放下，双腿打开，向前伸直，抬头目视前方。

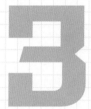

牛面式

体式功效：伸展手臂，放松肩关节，拉伸背阔肌、扩张胸部，舒缓背部，柔韧僵硬的身体。

注意事项：双腿交叠时，双脚脚背尽量贴地，双膝膝盖尽量保持在一条直线上。如果双手无法在背后交握，可以使用毛巾辅助完成动作。

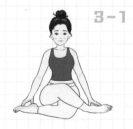

3-1

端坐，弯曲双膝，左脚滑动至右臀部外侧，右腿盘起交叉放在左腿上，右腿膝盖在左腿膝盖上方，左脚背贴地。

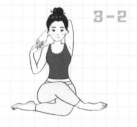

3-2

吸气，左臂高举过头，曲肘，肘尖正对后脑勺，指尖朝下。弯曲右肘，指尖朝上，双手在右肩附近十指相扣。

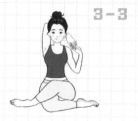

3-3

呼气，双臂自然下垂，身体还原。双腿交换位置，换另一侧练习。

脊柱变柔韧啦

练习次数： 2~3次
难度系数： ★ ★ ★

体式功效：柔韧脊柱，调节脊柱神经，灵活肩关节；扩展胸部，预防乳房下垂，增加肺活量；矫正驼背。

注意事项：高血压、低血压、偏头痛及严重的背部或颈部损伤患者，不建议练习这个体式。

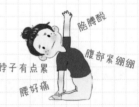

半骆驼式

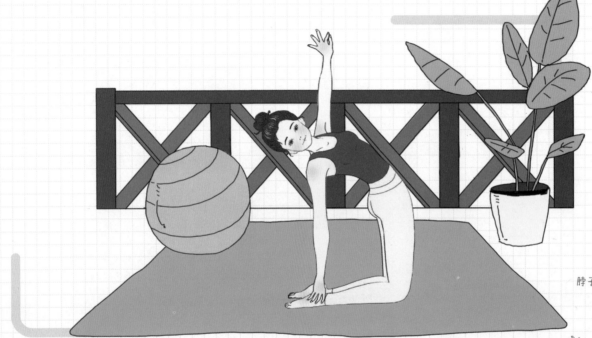

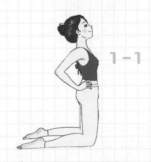
胳膊酸
脖子有点累
腰部紧绷绷
腰好痛

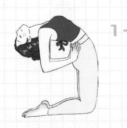

1-1

跪立，双腿分开与肩同宽，双臂曲肘，双手扶在腰间，腰背挺直。

1-2

吸气，双手扶住腰部，头部向后仰，髋部向前推送，脊柱向后弯曲，身体跟着慢慢向后仰。

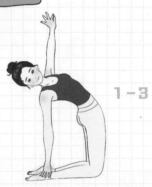

1-3

呼气，右手扶在右脚脚后跟上，左臂向上伸展，尽量使大腿与地面垂直。自然呼吸，保持数秒。

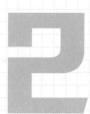

摇摆式

体式功效：刺激双侧肺部，增强肺活量；加强双膝、大腿和背部肌肉的力量，增加手臂力量；给骨盆输送健康的血液，拉伸和按摩腹部器官。

注意事项：尽量保证头部、脚尖不触碰地面，避免惯性过大造成意外伤害。

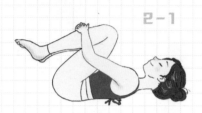

2-1

仰卧，吸气，双腿弯曲并拢，双手十指相握，抱住双腿。

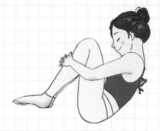

2-2

呼气，用腹肌的力量带动头部、上半身、双臂离地，并借助这股力量让身体向前倾。

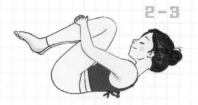

2-3

放松，身体受地心引力向后摇摆。重复摇摆动作3~5次后，身体放松。

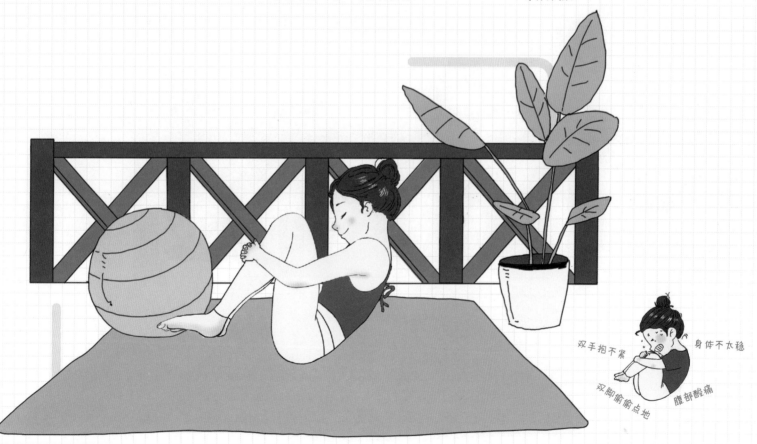

双手抱不紧　身体不太稳

双脚偷偷点地　腹部酸痛

5分钟冥想，回归内心

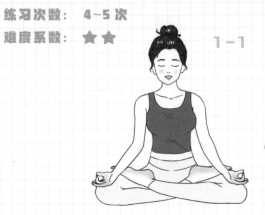

1

语音冥想

语音引导心灵的冥想就是语音冥想。跟随瑜伽冥想音乐吟诵冥想引导词，或者聆听引导词，在心里默默自我引导。

体式功效：可以帮助练习者清除杂念、净化心灵、放空身心，让一切回归平静。

注意事项：练习时，需始终保持注意力集中。

取莲花坐位，腰背挺直，两手结成智慧手印，下颌微微内收。

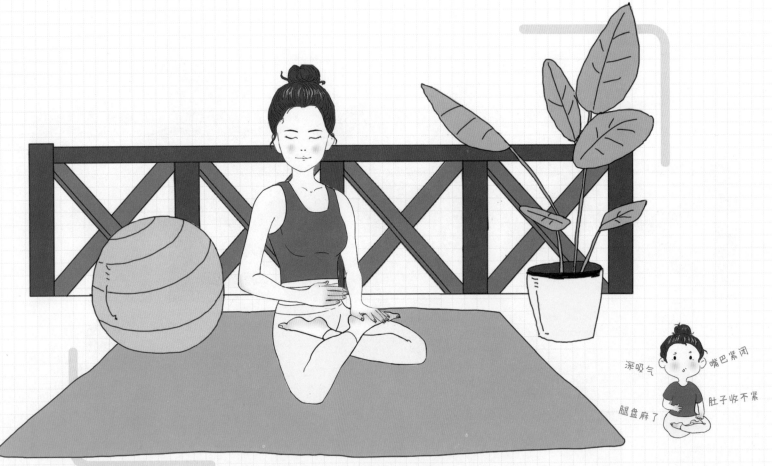

深吸气

嘴巴紧闭

腿盘麻了

肚子收不紧

24

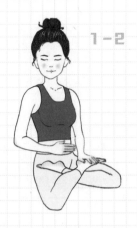

1-2

收拢意识，集中注意力，采用瑜伽腹式呼吸。吸气时，双手自然放松，用一只手轻抚腹部，感受小腹像气球一样向外鼓起。

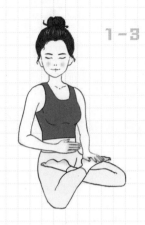

1-3

呼气，再次感受小腹朝脊柱方向收紧。

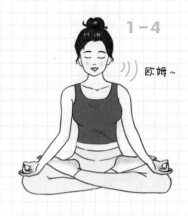

1-4

欧姆~

双眼微闭，做几次深呼吸。呼气时，用深沉的声音发出"欧姆"的声音。

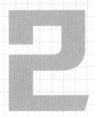

2

一点凝视冥想

体式功效：该体式可消除眼睛疲劳、缓解焦虑，让身心彻底放松。

注意事项：可以任选一个物体，可以是一朵花、一幅画、一根蜡烛，甚至可以凝视自己的鼻尖，不必太过在意凝视的物品。

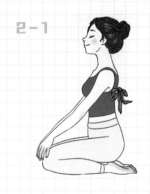

2-1

跪坐在脚后跟上，双手放在膝盖上，挺直腰背，调整呼吸。

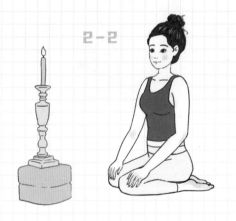

2-2

双眼与所关注的物体平行，一直注视，直到双眼感到疲倦或落泪。

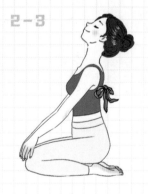

2-3

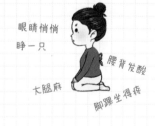

眼睛悄悄睁一只

腰背发酸

大腿麻

脚踝坐得疼

闭上双眼，努力保持关注物体时的状态，再睁开双眼，专注凝视，反复几次。然后，闭上眼睛，仰起头，进入冥想。

晨起时间自由党

从颈部放松开始

练习次数：5~7次
难度系数：★

颈部环绕

体式功效：活动颈部肌肉，消除颈椎疲劳；活动肩膀，缓解肩颈肌肉的紧张和僵硬。

注意事项：背部挺直，不要耸肩。颈部有问题的朋友最好咨询一下医生是否能做此动作。

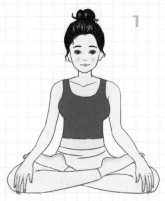

选择一个舒服的盘坐姿势，坐好，最好取莲花坐位。接下来，放松肩膀，双手搭在膝盖上。

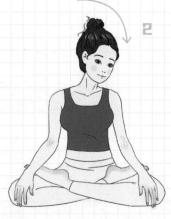

呼气，头部向左侧下压，靠近左肩，感受右侧肩颈部的肌肉在慢慢伸展。吸气，头部回到正中间。

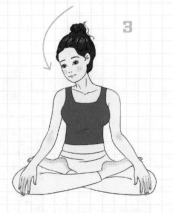

呼气，头部向右侧下压，靠近右肩，感受左侧肩颈部肌肉的拉伸。吸气，头部回到正中间，挺直脊柱。

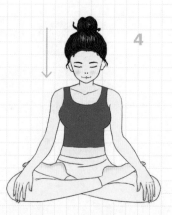

呼气，头部下垂，下巴尽量靠近锁骨，感受颈部后侧肌肉的拉伸。吸气，慢慢抬头。

晨起不用急匆匆上班的自由职业者，给自己留出 60 分钟的时间，酣畅淋漓地练 1 小时瑜伽，可以促进肠道蠕动，深度打开腹股沟，疏通下肢经络，排出体内毒素，让自己越活越年轻。

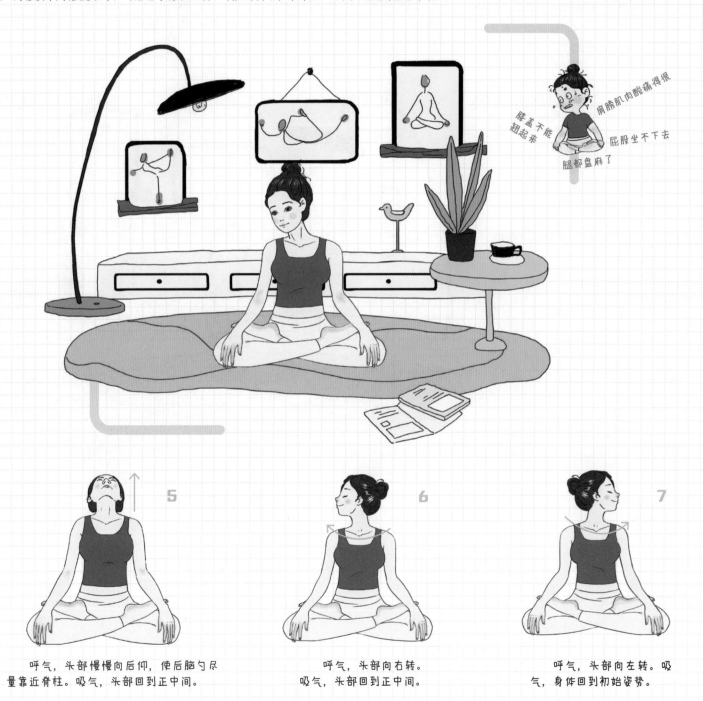

膝盖不能翘起来

腿都盘麻了

屁股坐不下去

痛脖肌肉酸痛得很

5 呼气，头部慢慢向后仰，使后脑勺尽量靠近脊柱。吸气，头部回到正中间。

6 呼气，头部向右转。吸气，头部回到正中间。

7 呼气，头部向左转。吸气，身体回到初始姿势。

坐着练瑜伽

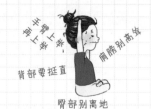

练习次数：5~7次
难度系数：★ ★

背部要挺直　　肩膀别高耸　　上臂向上举　　臀部别离地

1

手背交叉式

体式功效：塑造美丽双臂，预防"副乳"和"游泳圈"的形成。

注意事项：手臂上举时，肩膀不要耸起，髋部不要离地，避免身体失去平衡。

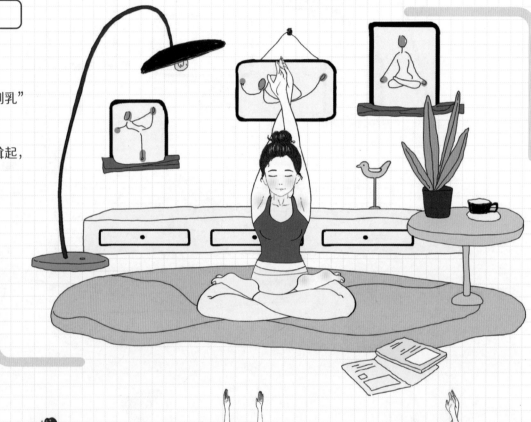

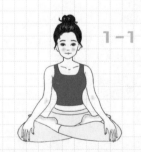

1-1

取莲花坐位，肩膀放松，腰背挺直，双手掌心置于两膝上，目视前方。

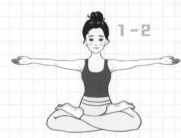

1-2

吸气，双臂向双侧平举，与地面平行，掌心朝上，肩膀沿着指尖向左右两侧延伸。

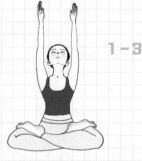

1-3

呼气，双臂向上高举，掌心相对。头部慢慢上抬，眼睛看向指尖延伸处。保持2组呼吸。

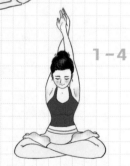

1-4

呼气，下颌向下收，眼睛看向地面，手臂向上伸展交叉，两手相叠。

2 膝部练习

取坐姿，双腿伸直并拢，背部挺直，双手交叉抱住左侧腿腘窝处，带动左腿抬离地面，脚背绷直，以膝关节为中心点，先旋转膝关节，再上下弹动、左右摇摆小腿。

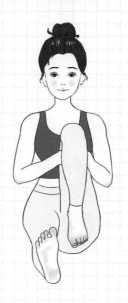

体式功效：活动膝关节，拉伸小腿下侧韧带，促进下半身血液循环。

注意事项：背部要始终保持挺直，小腿肌肉要始终保持放松状态。

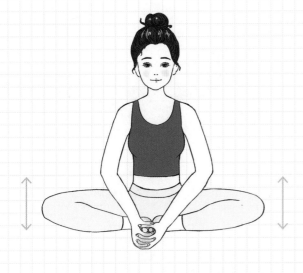

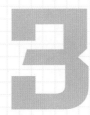

3 蝴蝶功

取坐姿，收回双腿，双脚掌相对，脚后跟尽量贴近会阴部。吸气，双手握住双脚，背部挺直，脊柱向上延伸。呼气，双腿抬起后向下压，直至紧贴地面，上下震动双腿。

体式功效：伸展背部及胯部，增加其柔韧度，对骨盆有益。

注意事项：不要勉强练习，感觉舒适即可，以免拉伤韧带和肌肉。

4 单腿背部伸展式

取坐姿，屈右膝，右脚脚掌贴在左大腿内侧，膝关节向外展开。吸气，双臂向上伸展过头顶。呼气，俯身，双手抓左脚脚后跟处，左脚背绷直。

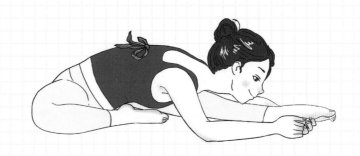

体式功效：滋养背部脊柱神经，促进骨盆血液循环。

注意事项：如果双手不能握住脚后跟，可以让双手自然贴地。背部不要拱起。

跪着练瑜伽

练习次数： 3~5次
难度系数： ★★

1 英雄式

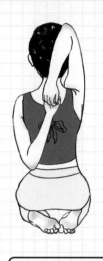

取跪立式，膝盖并拢，臀部坐在脚后跟上，目视前方。吸气，右臂高举过头顶，屈肘；左臂向后弯曲，左掌向上伸展。呼气，左右手在背后上下相扣。

体式功效：缓解肩颈部肌肉酸痛，促进胸部发育。

注意事项：如果两手无法相扣，可用毛巾或弹力带辅助。

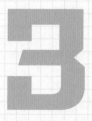

2 跪姿舞蹈式

取坐姿，弯曲右膝，右脚脚掌贴在左大腿处。吸气，右手撑地，左手指向天空。呼气，右手用力的同时左膝后屈，身体向后弯曲，臀部离开地面，左手尽量向后侧伸展。

体式功效：促进下半身血液循环，缓解经期疼痛；纠正体态，拉伸身体线条。

注意事项：身体后仰时，胸部、髋部尽量向前推出，头部不要用力后仰。

3 狗变式

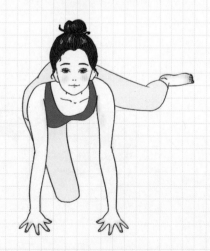

双膝跪在瑜伽垫上，大腿与小腿呈90度，双手着地，身体与地面平行，目视前方。吸气，左腿向左侧展开，使左、右腿尽量呈90度。保持3组自然呼吸。两腿交替进行。

体式功效：锻炼臀部两侧和双腿内侧肌肉，使臀部肌肉更结实，还能瘦大腿。

注意事项：髋部不要左右翻转。

跪式背部舒展

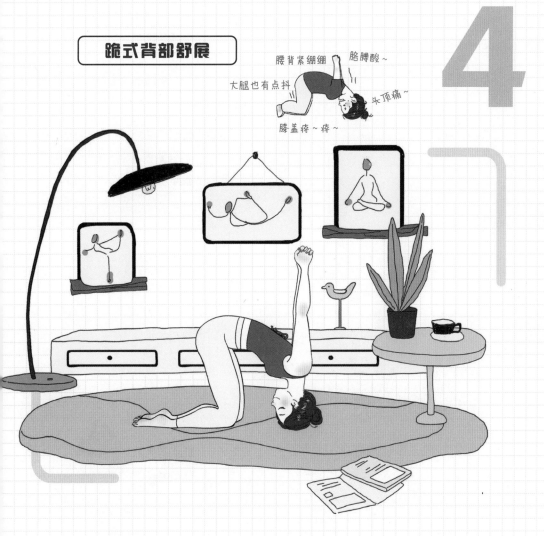

腰背紧绷绷 胳膊酸~
大腿也有点抖
头顶痛~
膝盖疼~疼~

4

取跪立位，头部着地，双臂向后、向上高举，臀部高抬，呼吸要平稳自然，千万不要憋气做动作。此动作纠正体态的作用比较明显。

体式功效：消除肩背酸胀感，矫正双肩不平、含胸等不良体态，还有扩胸等作用。

注意事项：腰背挺直，胸部上挺，肩膀放松。

4-1
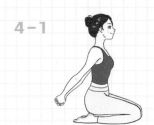

取跪立位，臀部坐在脚后跟上。双手在背后交叉握拳，尽量伸直手臂。

4-2
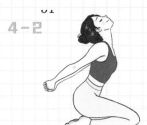

手臂尽量向身体后面伸展。吸气，舒展肩膀，胸部尽量向前挺，抬头，脸部朝向天花板。

4-3
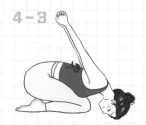

呼气，身体向前倾，直到前额触到膝盖前的地面。手部姿势不变，臀部始终坐在脚后跟上。

4-4
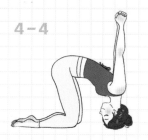

吸气，抬起臀部，身体向前倾，头顶着地，双臂抬起指向天花板，双臂伸直，大腿尽量与地面垂直。

站着练瑜伽

1

摩天式

体式功效：塑造腿部线条；滋养脊柱；锻炼胸部肌肉，防止乳房下垂。

注意事项：上半身下倾时，背部不要拱起，上半身最好平行于地面，腹部收紧，双腿伸直，膝盖不要弯曲。

1-1

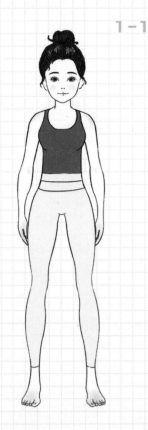

取站立位，腰背挺直，双腿分开与肩同宽。

1-2

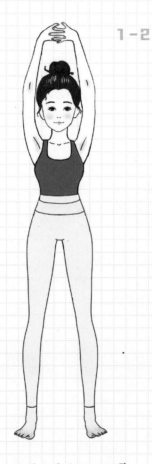

双手十指交叉，双臂上举过头顶，掌心朝上。

1-3

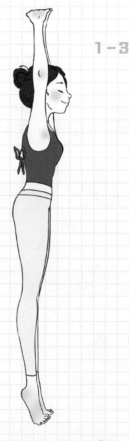

吸气，踮起脚尖，身体尽量向上伸展，感受整个背部的拉伸。

1-4

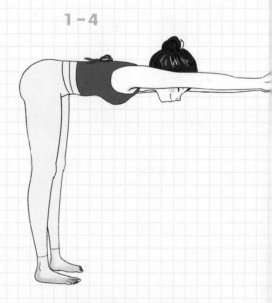

呼气，脚后跟落地，双臂带动上半身向前、向下伸展，直至与地面平行。掌心朝向身体正前方。

幻椅式

2

取站立位。吸气，两臂向上延伸。呼气，屈膝，放低躯干，好像坐在一把椅子上。自然呼吸，保持这一体式 30 秒。

体式功效：延展脊柱，纠正不良姿态，防止驼背，缓解腰背部疲劳；活动肩臂，消除肩臂酸痛、僵硬等不适。

注意事项：对于瑜伽初学者来说，建议练习时膝盖不要超过脚尖，以免压力集中在膝盖处，造成膝关节疼痛。

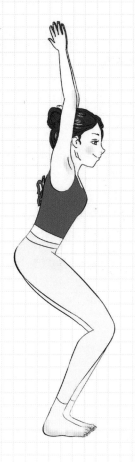

铲斗式

3

取站立位，双脚分开与肩同宽。吸气，双臂高举过头顶，肘部伸直。呼气，上半身向前弯曲，双脚踩住双手掌前部。正常呼吸，保持这一体式 10 秒。

体式功效：促进消化；消除疲劳，改善面部和头部血液循环，使头脑清醒。

注意事项：患有高血压及眩晕症的人不建议练习此体式。

微信扫码

☑ 瑜伽入门课程　☑ 趣味瑜伽测试
☑ 练习注意事项　☑ 身心疗愈瑜伽

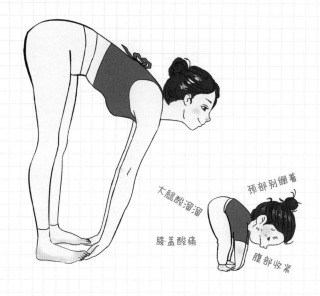

大腿酸溜溜

颈部别绷着

膝盖酸痛

腹部收紧

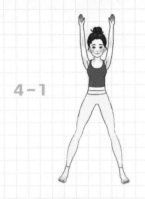

4-1

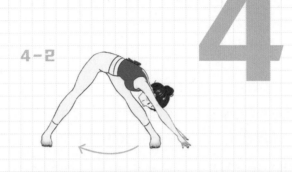

4-2

4

体式功效：燃烧腰部脂肪，让脊柱变得更灵活，背部肌肉得到放松。

注意事项：背部尽量放松和伸展，双臂灵活摆动，不能屈膝、塌肩。

端正站立，两腿分开约两个肩膀的距离。吸气，双臂上举，与肩同宽。

呼气，上半身向左侧45度角方向前倾，双臂下垂与左腿平行，指尖触地。吸气，双臂带动上半身向右侧横移，直至双臂与右腿平行，就好像扫帚扫地一样来回摆动。

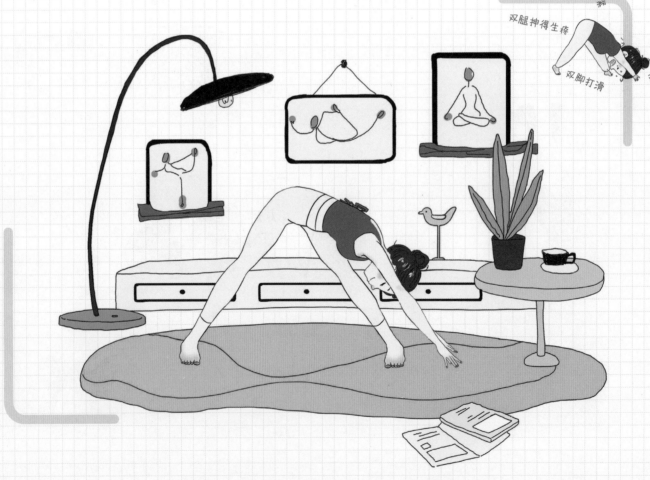

腰部感得好酸

双腿抻得生疼

双脚打滑

双手触地费劲

5 半月式

取站立位，双脚分开比肩略宽，左脚指向左前方，身体慢慢向左侧弯，左臂向下伸直，左手尽量触及地面。吸气，右脚蹬向远方，右腿尽量与地面平行，右臂向上伸展，与肩部、左臂成一条直线。保持这个体式30秒。再换另一侧。

体式功效：活动髋关节和膝关节，拉伸腿部肌肉；锻炼身体的平衡力。

注意事项：脊柱保持挺直，抬起的那条腿的膝关节要绷直，不能弯曲。如果手接触地面较困难，可以借助瑜伽砖来辅助。

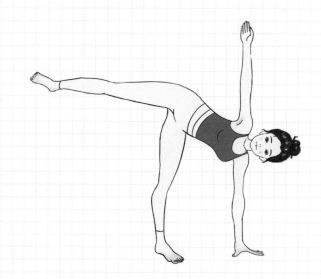

6 腰躯转动式

体式功效：消除腰两侧及腹部多余脂肪；按摩腹部，促进消化，缓解腹部胀气。

注意事项：每次呼气转动时，保持大腿后侧收紧。

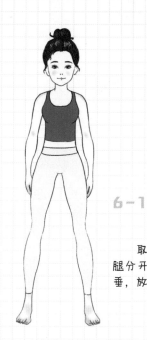

6-1

取站立位，两腿分开。双手自然下垂，放在身体两侧。

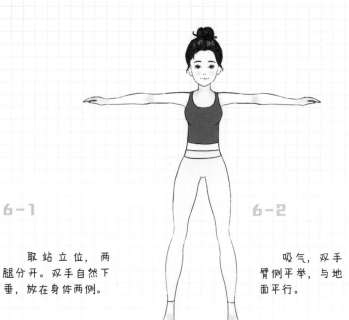

6-2

吸气，双手臂侧平举，与地面平行。

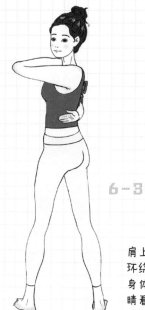

6-3

呼气，左手搭在右肩上，右手从背后伸出环绕腰部，掌心朝外。身体向左后方扭转，眼睛看向身体左后方。

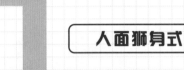

趴着练瑜伽

练习次数：3~5次

难度系数：★★

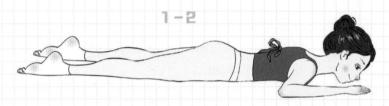

1-1

俯卧，下巴点地，两腿分开与髋同宽，脚背贴地，双手自然地放在身体两侧。

1-2

屈肘，两小臂向前平行伸直，掌心向下，放在头部两侧地上。

1 人面狮身式

体式功效：塑造优雅美颈；消除腹部脂肪，打造平坦小腹；拉伸背部肌肉，消除背痛。

注意事项：腰部不舒服的话，可以稍微将双脚左右分开，还可以减少头部后仰的幅度。吸气时身体抬起，呼气时身体还原。

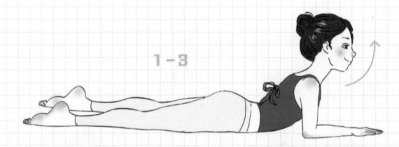

1-3

吸气，头和胸慢慢抬离地面，两条前臂平放在地上，支撑身体，双眼看向前方。坚持数秒。

2 单手弓式

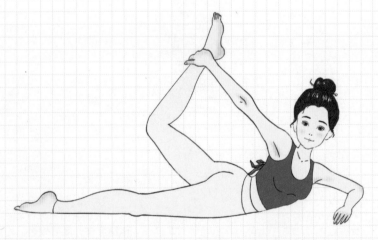

俯卧，左臂屈肘，放在胸前撑地，使上半身抬起。吸气，弯曲左腿，右手握住左脚脚踝，向上拉伸左腿，使身体呈弓形，坚持数秒后换另一侧。

体式功效：扩展胸部，矫正肩部，活动腰背部，美化腰部线条；刺激肾脏功能，促进消化等。

注意事项：当拉着一条腿向上伸展时，要调整呼吸，保持呼吸稳定。

3 半蝗虫一式

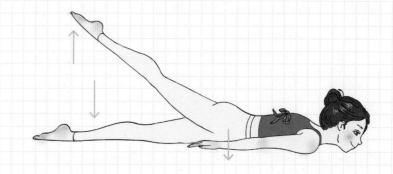

俯卧，下巴点地，双臂放在身体两侧，掌心贴地。吸气，双手掌下压，收紧臀部，抬高右腿，左腿用力下压，保持3组呼吸，在呼气时还原。

体式功效：按摩骨盆，调节月经；放松后腰深层肌肉，强健腰部；增强大腿力量，美腿瘦臀。

注意事项：一条腿抬高时，另一条腿紧紧地压着地面并伸展。

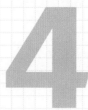

4 半蝗虫二式

俯卧，下巴点地，双臂放在身体两侧，掌心贴地。吸气，上抬双腿，双腿尽量并拢，保持数秒。呼气时还原。

体式功效：帮助消化；增加脊柱弹性，消除腰部不适。

注意事项：双腿尽量抬高，但不可用力过猛，一切以自我感觉舒适为主。

5 全蝗虫式

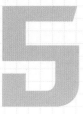

俯卧，下巴点地，双手于背后十指交叉相握，离臀部20厘米左右高度。吸气，收腹，双臂尽量向后延伸，带动上半身和头部抬离地面，保持数秒。呼气时还原。

体式功效：锻炼手臂肌肉，增加脊柱弹性，强健后腰，缓解坐骨神经痛等。

注意事项：手臂尽量伸直发力，动作保持时可以屏住呼吸，也可以保持呼吸自然。

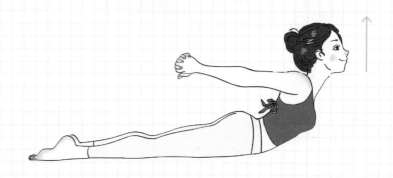

躺着练瑜伽

体式功效：伸展腹部器官和骨盆区域；有效缓解腿部疼痛和腿部疲劳；缓解紧张情绪，减轻压力，让人心绪更加平和、安宁。

注意事项：如果上半身贴地之后，膝盖会不由自主地抬起，可以找人帮忙按住你的膝盖，避免膝盖抬离地面。

1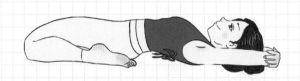

卧英雄式

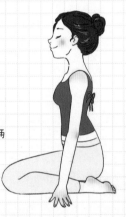

1-1

取跪立位，吸气，臀部坐在两脚之间，手臂自然垂于体侧。

1-2

呼气，身体向后倒，逐步将背部、后脑贴在地面上，双臂伸展过头，弯曲双肘，小臂于头顶上方交叉，手掌握住对侧肘部。自然呼吸，保持此体式数秒。

2-1

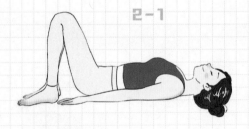

仰卧平躺，屈膝，双脚脚后跟尽量靠近臀部，双手伸直，尽量贴近双脚。

2

臀桥式

2-2

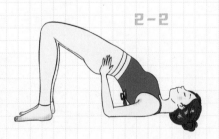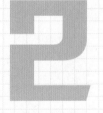

吸气，双肘撑地，手托住臀部，腰部和臀部上抬，大腿抬离地面，使髋部与地面尽量保持平行。保持此体式数秒。

体式功效：使背部和肾脏更强健；减轻腰痛，消除腰部脂肪；改善消化功能，促进新陈代谢。

注意事项：身体成拱形时，双膝与肩部保持同宽。

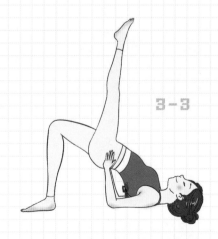

3

单腿臀桥式

体式功效：脊柱变得灵活，后腰得到了活动，强健髋部、双腿和臀部；刺激肺部，增加肺活量。

注意事项：手撑住臀部时，不是用手抓住臀，而是用手及肘部支撑全身。抬起的那条腿要尽量垂直于地面。

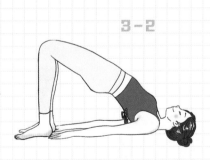

身体晃晃悠悠　腿抬得酸痛　肩膀有点疼
腰快撑不住了

3-1
仰卧，屈膝，双脚脚后跟尽量靠近臀部，双手自然放在身体两侧，靠近双脚。

3-2
吸气，抬起上半身、臀部和大腿。

3-3
呼气，双肘撑地，双手托住腰臀部，左腿绷直，向上缓慢抬起至与地面垂直，保持数秒。

鱼式变形

4

体式功效：柔软颈部、胸部、腰部，矫正肩部线条，减轻压力，促进血液循环。

注意事项：重心落在肘部，而不是背部；骨盆贴地。

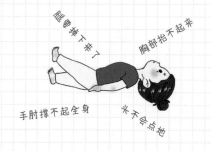

腿要掉下来了 / 胸部抬不起来 / 手肘撑不起全身 / 头不会贴地

4-1

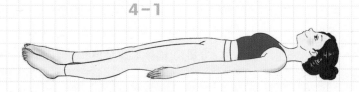

仰卧平躺，双臂放在身体两侧，掌心向下。

4-2

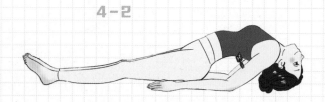

吸气，弯曲双肘，支撑身体离开地面，双腿并拢伸直，贴紧地面，脚尖朝前绷直。呼气，头部后仰，头顶贴地，胸椎向上顶出，扩张肋骨。

4-3

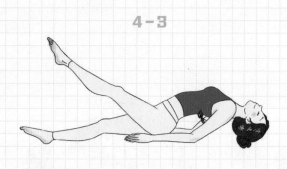

吸气，抬高左腿，保持左腿伸直，左腿与地面呈45度角，保持平稳呼吸。

4-4

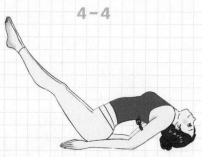

吸气，放下左腿。呼气，收紧腹部，抬起双腿，与地面保持45度角，双腿绷直，保持呼吸。

4-5

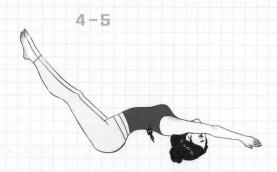

吸气，两掌相对，手臂向头顶方向打开伸直，进一步拉伸全身，保持数秒后，身体回到原始状态。休息数秒后，换右腿做同样的动作。

结束休息术

练习次数：4~6次
难度系数：★ ★ ★

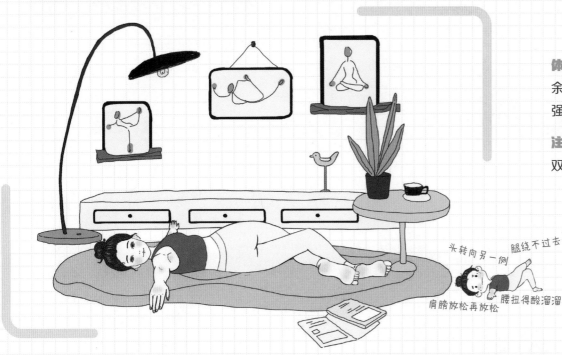

头转向另一侧　腿绕不过去
肩膀放松再放松　腰扭得酸溜溜

扭腰式

体式功效：纤细腰肢，消耗侧腰多余赘肉；矫正脊柱不正，优美体态；强化膝关节和髋关节的柔韧性。

注意事项：肩膀和手臂不要上抬，双膝尽量向地面靠拢。

1-1

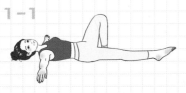

仰卧，屈左膝，左脚掌落在瑜伽垫上，左大腿与地面垂直，右腿伸直。双臂侧平举，掌心朝下。目视天花板，深呼吸。

1-2

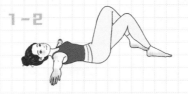

吸气，弯曲右膝，右腿压过左腿，缠绕在左腿上。

1-3

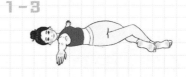

呼气，双腿倒向左侧，膝盖尽量贴近地面，头部右转，右耳贴地，眼睛看向右手指尖方向，保持呼吸。换另一方向做同样的动作。

尸躺式

体式功效：该体式可稳定心神，帮助身体完全放松。

注意事项：腿部、胸部与胳膊不要发力，用身体慢慢感觉微小动作带来的细微震动，一点一点慢慢放松，渐渐进入忘我境界，呼吸要慢且平稳。

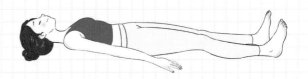

平躺，两腿自然分开，同肩宽，双手置于身体两侧，缓慢呼吸。

周末户外瑜伽，给身体做"水疗"

坐着做瑜伽

练习次数: 2~3 次
难度系数: ★ ★ ★ ★ ★

坐广角式

体式功效: 拉长腿部线条; 促进骨盆血液循环, 滋养膀胱和子宫, 缓解髋部的僵硬。

注意事项: 脚趾朝上, 双脚脚后跟尽量向外拉伸, 双腿伸直, 按压在地面上。如果手指够不到脚趾, 可以抓脚踝。

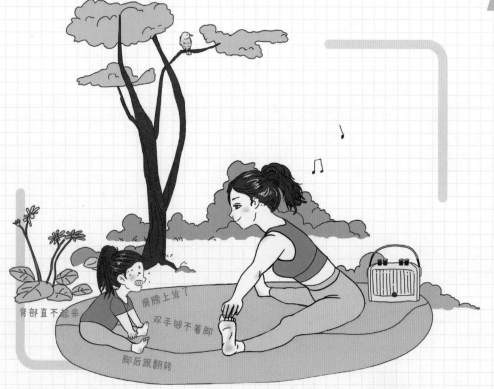

背部直不起来
肩膀上耸了
双手够不着脚
脚后跟翻转

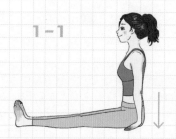

1-1

双腿伸直, 端坐在瑜伽垫上, 双手放在身体两侧。吸气, 臀部压紧地面, 向上延展脊柱。手掌向下压, 肩部下沉。

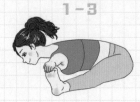

1-3

缓慢呼气, 身体向前弯, 脊柱保持舒展, 沿着地面伸展身体, 胸部、腹部尽量贴近地面。保持5组呼吸。

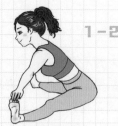

1-2

呼气, 双腿向两侧展开, 膝盖和脚尖朝上, 保持脊柱伸直, 双手的食指和中指勾住双脚脚趾, 保持呼吸。

到户外去享受阳光和清新的空气吧！找一处能令人身心愉悦的场地，做几个既简单又可以伸展身体的瑜伽动作，让自己与自然相通，放空强压下运转的大脑，去感受无拘无束、充满无限生命力的自然能量。

体式功效：增加背部和腹部的肌肉力量；让脊柱更挺拔，有效改善不良体态；拉伸腿部肌肉，塑造腿部线条。

注意事项：双腿压紧，大腿前侧肌肉收紧，大腿后侧肌肉被拉伸，臀部、腿部贴紧地面。

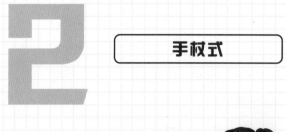

手杖式

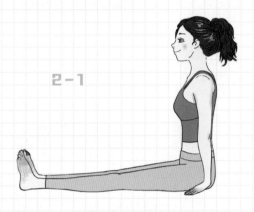

2-1

双腿伸直平坐，双手放在身体两侧，保持身体平衡。吸气，坐骨紧压地面，向头顶方向伸展脊柱，手掌轻轻向下压，双肩下沉。

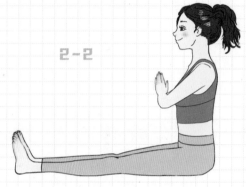

2-2

呼气，伸展背部，双手在胸前合十。手肘端平，挺胸，拉长后颈部。打开锁骨，向上收腹，调整呼吸。

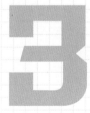

射手式

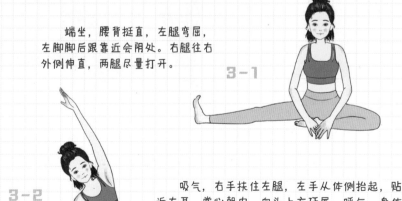

端坐，腰背挺直，左腿弯屈，左脚脚后跟靠近会阴处。右腿往右外侧伸直，两腿尽量打开。

3-1

体式功效：消除肋侧赘肉，美化腰部和手臂的线条；矫正肩部歪斜等形体问题。

注意事项：下弯时，腰背部要保持挺直，不要前倾，手臂与身体侧面保持平直。

3-2

吸气，右手扶住左腿，左手从体侧抬起，贴近左耳，掌心朝内，向头上方延展。呼气，身体向右侧下弯。保持3组呼吸。

4

半舰式

体式功效：拉伸腿部肌肉，锻炼髋部稳定性，协调身体的平衡力。

注意事项：贴地的那条腿不要离地，膝盖不能弯曲，臀部也不能离地。

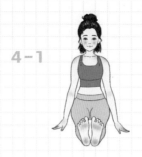

4-1

端坐，双腿并拢伸直，双臂放在身体两侧，掌心朝下，指尖朝外。

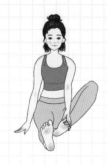

4-2

吸气，屈左膝，左手大拇指和食指勾住左脚大脚趾。

4-3

右臂和右腿保持不动，腰背挺直，左手拉左脚，带动左腿向左侧上方伸展。保持3组呼吸。

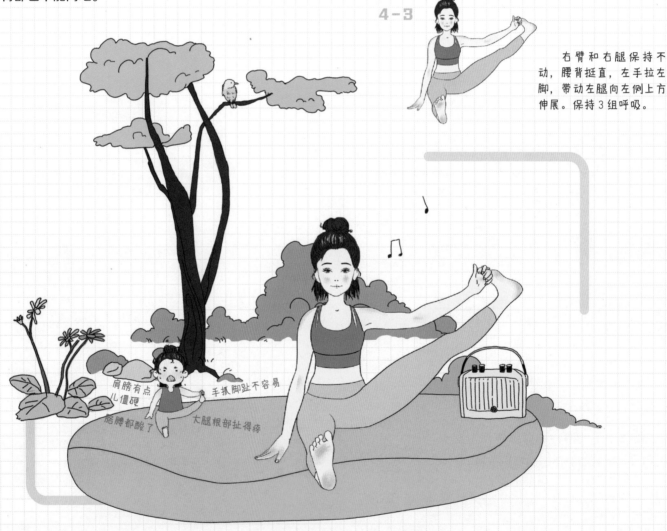

肩膀有点儿僵硬

胳膊都酸了

手抓脚趾不容易

大腿根部扯得疼

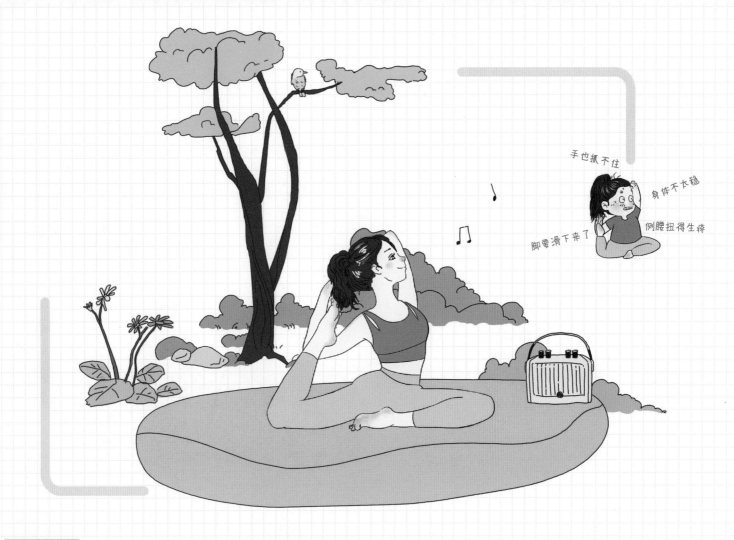

鸽子式

体式功效：塑造腿部线条，防止臀部下垂；加快胸部血液循环，平衡胸腺分泌。

注意事项：要保持背部挺直，不能弯曲，否则容易导致腰部受伤。

5-1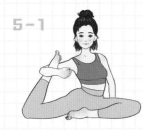
端坐，腰背挺直，正视前方。左膝弯曲，左脚后跟靠近会阴处。右大腿自然向外侧打开，右小腿向上勾起，右臂肘部勾住右脚脚踝处。

5-2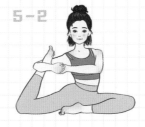
吸气，伸出左手，左右手在胸侧十指相扣，并向左侧施力。

5-3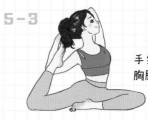
呼气，双手绕到脑后，胸腔上提。

站着做瑜伽

练习次数： 2~3 次
难度系数： ★ ★ ★ ★

1

树式

体式功效：延展脊柱，锻炼腿部肌肉，加强脚踝和双脚的力量；调节身体曲线，训练专注力，加强身体稳定性。

注意事项：要想更好地保持身体平衡，就需要眼睛看向某一点，意识集中在眼睛看到的目标上。

身体晃不停

双手举麻了

腹部收得好紧

大腿内侧踩得好疼

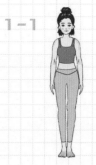

1-1

站立，双脚并拢，腰背挺直，双手自然下垂，目视前方，放松肩膀。

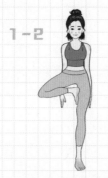

1-2

吸气，弯曲右膝，右脚掌紧贴左大腿内侧，脚后跟靠近会阴处，也可以用手做辅助。

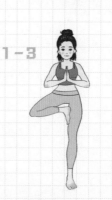

1-3

缓慢呼气，双手在胸前合十，大拇指相扣。

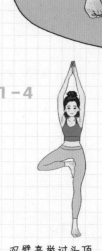

1-4

双臂高举过头顶，向上提拉躯干。单脚站立保持10秒左右。

2

平衡式

体式功效：锻炼腿部肌肉，瘦腿、美腿；提高身体的平衡能力，提升专注力。

注意事项：练习时身体不自觉地摇晃，又或者无法将单腿提拉到与地面平行，可以找人扶住你的髋部和向前伸展的那条腿的脚踝。

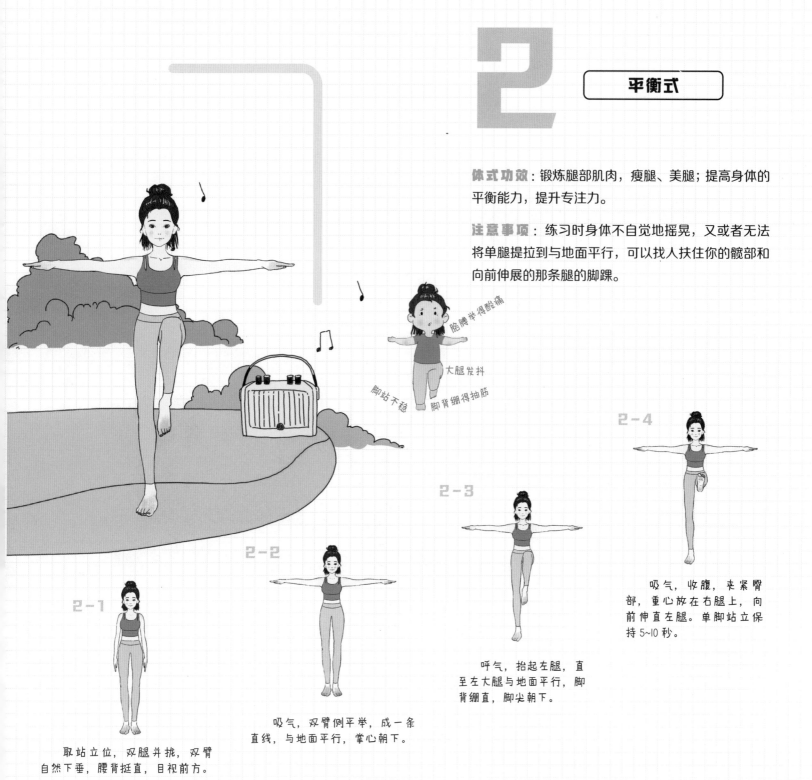

胳膊举得酸痛

大腿发抖

脚站不稳 脚背绷得抽筋

2-1
取站立位，双腿并拢，双臂自然下垂，腰背挺直，目视前方。

2-2
吸气，双臂侧平举，成一条直线，与地面平行，掌心朝下。

2-3
呼气，抬起左腿，直至左大腿与地面平行，脚背绷直，脚尖朝下。

2-4
吸气，收腹，夹紧臀部，重心放在右腿上，向前伸直左腿。单脚站立保持5~10秒。

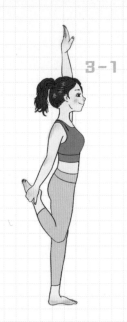

3-1

舞者式

体式功效：扩张胸部，强健脊柱，补养肩胛骨，加强腹肌和腿部肌肉的力量，提高平衡力并集中注意力。

注意事项：手肘不能弯曲，撑地的那条腿不能弯曲。

取站立位。吸气，左脚用力踩住地面，左手向上高举，掌心朝前，右小腿向后、向上弯，右手拉住右脚脚踝，腰背挺直。

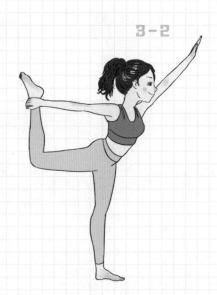

3-2

呼气，右手用力将右腿拉起，使右大腿与地面平行。左臂向斜上方伸直。

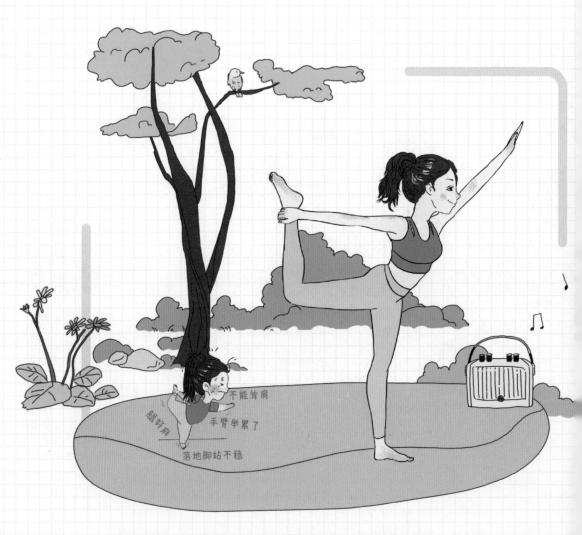

4 舞王式

体式功效：扩张胸部，增加肺活量；伸展脊柱，柔软腰、肩、腿部，塑造优雅的体态。

注意事项：注意力可以放在眉心，还得保持呼吸平稳、自然。

5 全舞王式

体式功效：扩张胸部，收紧腹部，伸展脊柱，锻炼腰、肩、腿部等肌肉，燃烧全身脂肪。

注意事项：眼睛可以闭上，享受大腿的酸痛感，保持呼吸平稳、均匀、自然。

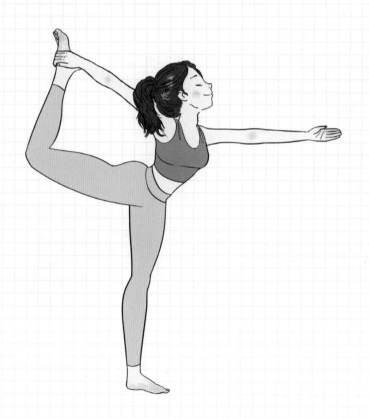

在舞者式的基础上调整呼吸。呼气，右手带动右腿继续上抬，左臂向前伸展，保持此动作数秒。

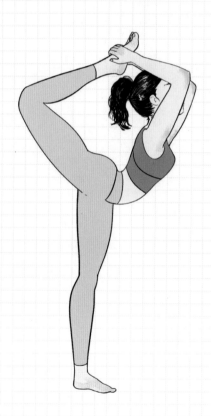

在舞王式的基础上左腿绷直，身体略微前倾，左手绕过脑后抓住右脚，双手将右脚拉向头顶，颈部放松，目视前方。保持5秒左右。

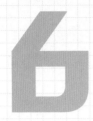

6

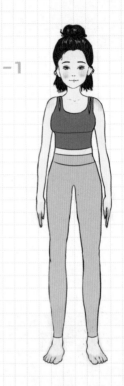

6-1

双角式

体式功效：锻炼大腿外侧肌肉，拉伸双臂和双肩；锻炼腹部肌肉，让身材越来越好，血液循环更顺畅。

注意事项：双腿始终保持笔直，不要弯曲膝盖，头部尽量贴近两腿之间，不要把重心放在头上，要放在两腿上。

取站立位，双脚分开与肩同宽，双臂自然下垂，腰背挺直，目视前方。

6-2

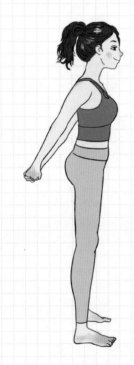

吸气，双手在背后十指相扣。双臂向后绷直。

6-3

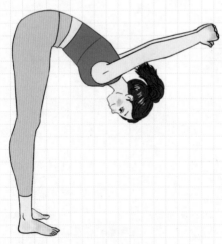

呼气，身体向前曲，头向下垂，双臂尽量向前方伸展。调整呼吸，保持数秒。

7

战士二式

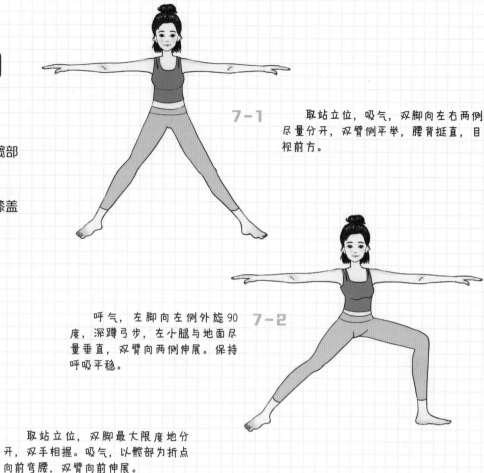

体式功效：扩展胸腔，促进深呼吸；减少髋部脂肪；增强腿部力量，消除腿部多余脂肪。

注意事项：膝盖弯曲不可以小于 90 度。膝盖有伤的人最好不要做这个动作。

7-1 取站立位，吸气，双脚向左右两侧尽量分开，双臂侧平举，腰背挺直，目视前方。

7-2 呼气，左脚向左侧外旋 90 度，深蹲弓步，左小腿与地面尽量垂直，双臂向两侧伸展。保持呼吸平稳。

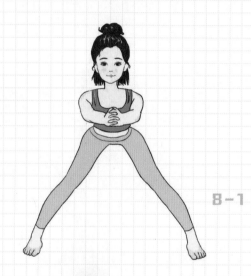

8-1 取站立位，双脚最大限度地分开，双手相握。吸气，以髋部为折点向前弯腰，双臂向前伸展。

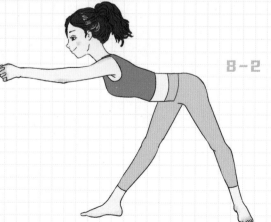

8-2 呼气，上半身下压，与地面保持平行，双手向右侧平行转动，用腰部力量带动躯干转动。吸气，身体回正。呼气，双手向左侧平行转动。

8

乾坤扭转式

体式功效：减少手臂、腰部赘肉；促进消化；减轻背痛和脊柱僵硬等问题。

注意事项：尽可能地将上半身拉到最远的位置，让身体充分舒展。

蹲着做瑜伽

练习次数：3~5 次
难度系数：★ ★ ★

1

蹲式

体式功效：活动膝关节，美化臀部线条，消除紧张，放松肌肉和神经。

注意事项：下蹲的幅度不要太大，以免站不稳。

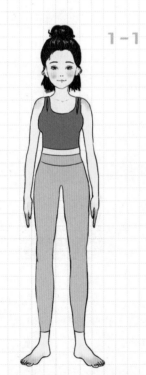

1-1

取站立位，双脚呈外"八"字分开，与肩同宽。

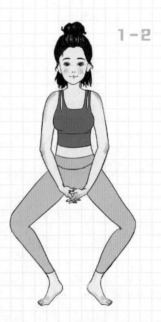

1-2

吸气，双手十指相扣，放在小腹下方。呼气，腰背挺直，屈膝，身体逐渐下沉，随即踮起脚后跟。

2

鸭行式

体式功效：按摩盆腔内脏器，调理子宫，缓解痛经、腰酸等不适；加强双腿的肌肉力量。

注意事项：保持背部挺直，头部抬起，不要弯腰低头。

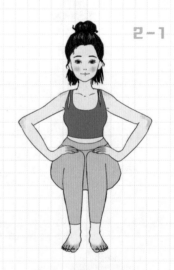

2-1

蹲姿，双手放在两膝盖上，目视前方。

3

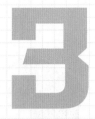

放气式

体式功效：活动膝关节，塑造纤细的腿部线条；帮助血液流回到头部，滋养大脑。

注意事项：由蹲姿起身，尽量伸直双腿。有困难或感到疼痛者，可以稍微屈膝。

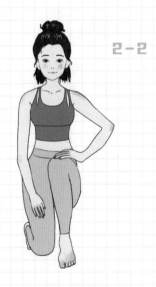

2-2

右腿后撤，使膝盖和脚尖触地，左手仍然放在左膝上，右手搭在右大腿上，双脚交换蹲步。

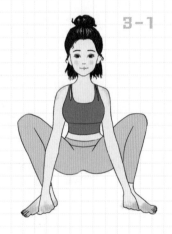

3-1

取蹲姿，吸气，双腿尽量大幅度打开，双手臂从双腿内侧放到双脚脚底，使双脚脚底踩住双手手指。保持3组呼吸。

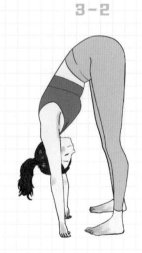

3-2

呼气，脊柱自然向下延伸，双腿间距略收，上半身前屈，头部向下低垂，双腿伸直。调整呼吸，保持数秒。

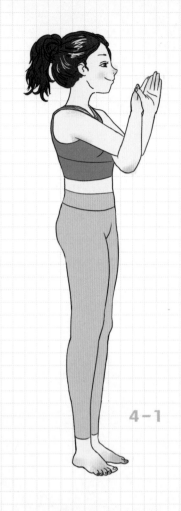

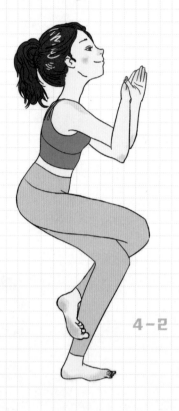

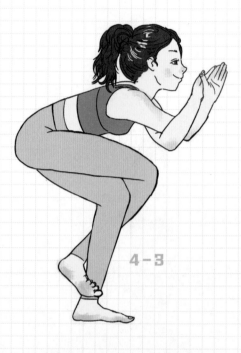

4-1

4-2

4-3

取站立位，左臂在下，右臂在上，双臂环绕，双手手背贴紧。

吸气，弯曲双腿，右小腿跨过左膝，右脚脚背勾住左小腿，目视前方。

呼气，上半身向前弯曲，腹部贴近大腿，继续目视前方，保持3组呼吸。

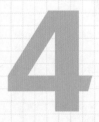

鸟王式

体式功效：缓解肩膀僵硬，消除手臂赘肉；减少腹部脂肪，缓解便秘；锻炼身体的平衡性和协调性。

注意事项：脚背若无法勾住小腿肚，可以用脚尖点地。

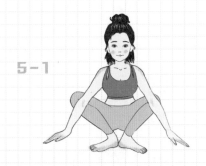

5-1

蹲姿，双脚脚后跟靠拢，脚尖呈外"八"字分开，双膝左右打开，身体微微前倾，双手向双膝两侧伸展，掌心朝下，目视前方。

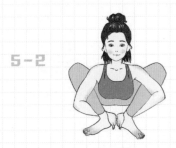

5-2

吸气，双手合十，推双膝尽量向外展开。

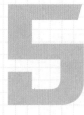

5

敬礼式

体式功效：伸展脊背，改善身体平衡能力；调节双肩、双臂、双膝的肌肉紧张。

注意事项：膝盖损伤者不建议做这个体式。

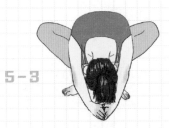

5-3

呼气，上半身前倾，双臂向前伸直，身体不能保持平衡时，双脚后跟可略分开。

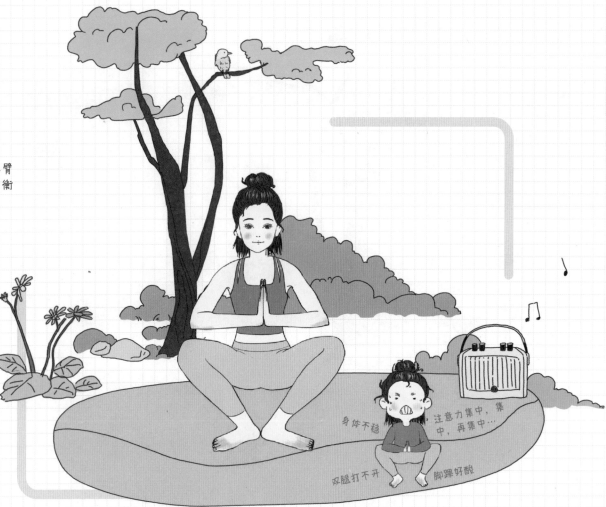

身体不稳　注意力集中，集中，再集中……

双腿打不开　脚踝好酸

55

6

花环式

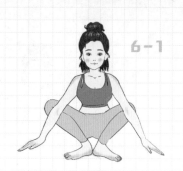

6-1

动作同敬礼式动作第一步。

体式功效：加快面部血液循环，令面部肌肤更加紧实；加强脊柱柔韧度；腹部得到按摩，改善消化功能。

注意事项：身体前倾时动作可以稍微慢一些，以免重心不稳；前屈时呼气，还原时吸气。

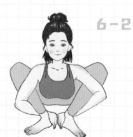

6-2

呼气，上身前屈，双手向后抓住双脚脚踝。目视前方，吸气，保持动作数秒。

6-3

呼气，上身继续前屈，额头尽量触地。吸气，收腹，臀部压低，保持数秒。

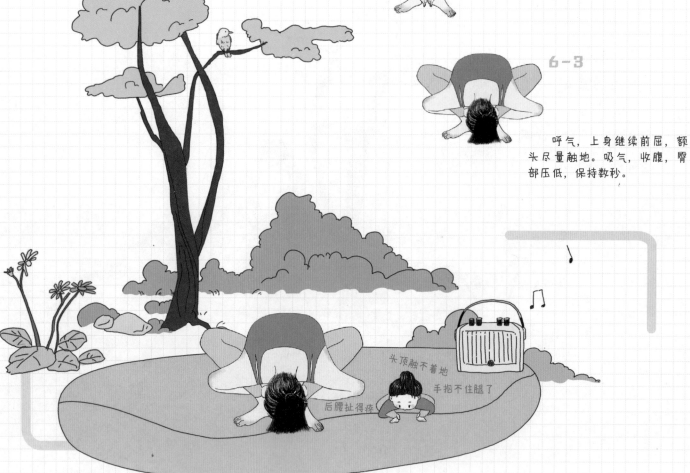

头顶触不着地

手抱不住腿了

后腰扯得疼

1

蛙式

体式功效：美化胸形；保养卵巢；锻炼膝关节，保养脚踝，使脚后跟变得柔软。

注意事项：脚后跟无法触及地面也可以，不要勉强。

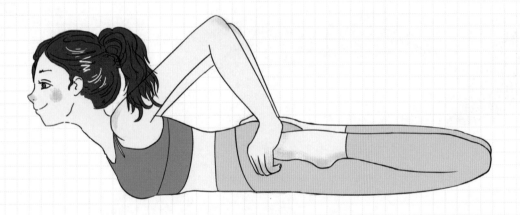

俯卧，吸气，屈双膝，脚尖指向臀部，上半身向上抬。屈肘，呼气，双手抓住脚背，将双脚尽量压向臀部外侧地面，身形好像青蛙。

微信扫码

☑ 瑜伽入门课程　☑ 趣味瑜伽测试
☑ 练习注意事项　☑ 身心疗愈瑜伽

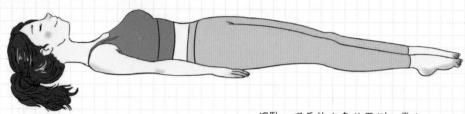

仰卧做瑜伽

练习次数：2~3 次

难度系数：★ ★ ★ ★   1-1

仰卧，双手放在身体两侧，掌心朝下，脚尖向前伸直，放松身体。

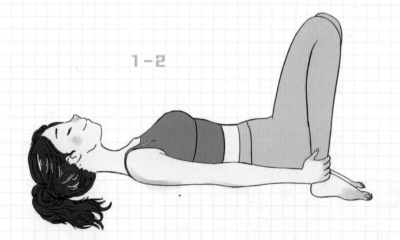

1-2

双手抓住同侧脚踝处，尽量将小腿向臀部方向拉。

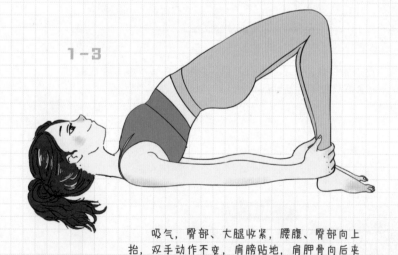

1-3

吸气，臀部、大腿收紧，腰腹、臀部向上抬，双手动作不变，肩膊贴地，肩胛骨向后夹紧，眼睛尽量看向腹部。保持 3~5 次呼吸。

1

美臀式

体式功效：美化腿部和臀部线条，预防关节老化。

注意事项：臀部上提时要夹紧，臀肌感觉轻微酸痛才有效果。

2

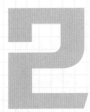

前伸展式

体式功效：改善不良体态；收紧臀部和腿部肌肉；强化呼吸系统；改善情绪，增加身体能量。

注意事项：头部不需要过度后仰，以免造成眩晕或对脊柱造成伤害。

2-1
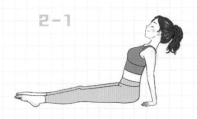

端坐，双脚并拢，趾尖朝前，上半身微微向后倾斜，双手手掌移到臀部后方，指尖朝向臀部方向。

2-2
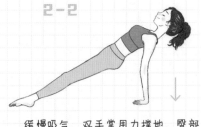

缓慢吸气，双手掌用力撑地，臀部和背部向上抬起，手臂与地面垂直，双脚掌尽量贴地。保持3~5组呼吸。

2-3
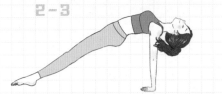

呼气，继续收紧腹部、臀部、大腿肌肉，颈部向后拉伸，下巴上抬，胸部、腰部向上提拉。

2-4
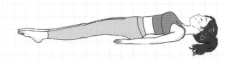

吸气，臀部坐回地面，背部慢慢放下，头部放平，调整呼吸。

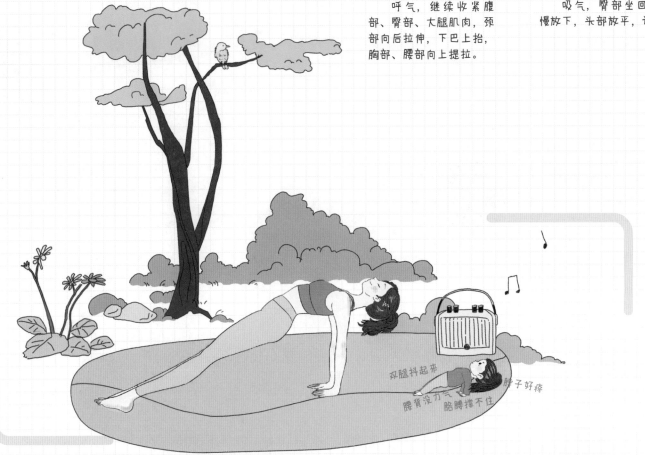

双腿抖起来

腰背没力气
胳膊撑不住

脖子好疼

结束

练习次数：2~3 次

难度系数：★

1 脊柱扭转式

体式功效：强化下背部的力量，缓解下背部疼痛、痛经和坐骨神经痛等。

注意事项：双肩始终打开，紧贴地面，肩胛骨内收。

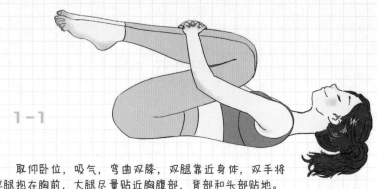

1-1

取仰卧位，吸气，弯曲双膝，双腿靠近身体，双手将双腿抱在胸前，大腿尽量贴近胸腹部，背部和头部贴地。

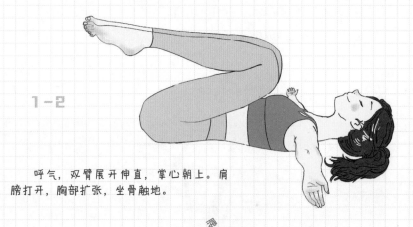

1-2

呼气，双臂展开伸直，掌心朝上。肩膀打开，胸部扩张，坐骨触地。

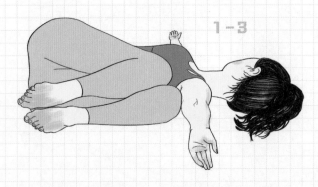

1-3

吸气，双膝左转贴地，双肩紧贴地面，肩胛骨收挑，头部转向右侧，右耳贴地，保持3~5组呼吸。

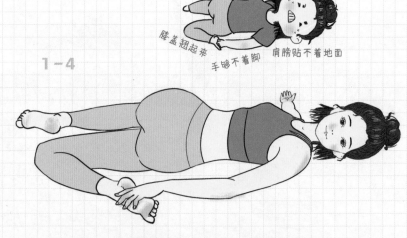

1-4

再次吸气，双膝慢慢带动身体转向右侧，上半身向左转，双肩紧贴地面，右腿与左腿交错，左手抓住右脚，体会身体的拉伸感。